拒绝疼痛

骨科常见多发病疼痛康复手册

李世刚 —— 著

 贵州科技出版社

图书在版编目（CIP）数据

拒绝疼痛：骨科常见多发病疼痛康复手册 / 李世刚
著 . -- 贵阳：贵州科技出版社，2020.1
ISBN 978-7-5532-0802-2

Ⅰ . ①拒… Ⅱ . ①李… Ⅲ . ①骨疾病—疼痛—康复—
手册 Ⅳ . ① R68-62

中国版本图书馆 CIP 数据核字（2019）第 221064 号

拒绝疼痛：骨科常见多发病疼痛康复手册
JUJUE TENGTONG：GUKE CHANGJIAN DUOFABING TENGTONG
KANGFU SHOUCE

出版发行	贵州科技出版社
地　　址	贵阳市中天会展城会展东路 A 座（邮政编码：550081）
网　　址	http://www.gzstph.com
出 版 人	熊兴平
经　　销	全国各地新华书店
印　　刷	炫彩（天津）印刷有限责任公司
版　　次	2020 年 1 月第 1 版
印　　次	2020 年 1 月第 1 次
字　　数	214 千字
印　　张	14
开　　本	710 mm × 1000 mm　1/16
定　　价	49.00 元

天猫旗舰店：http://gzkjcbs.tmall.com

前　言

我从小喜欢运动，一直坚持到现在。在锻炼的过程中，我遇到过不同的伤病和疼痛，因此，也有过不同的苦恼；学医后，伴随医学知识的增长和对运动方式有针对性的调整，我使得疼痛有了不同程度的改善，甚至痊愈。由于工作的关系，我亦接触过各种各样拥有疼痛苦恼的患者，很理解他们的痛苦和诉求。这些疼痛，有的是急性损伤引起的，有的是慢性疼痛，患者无不希望得到治愈或是缓解。所以，他们积极参与体育运动，但大部分患者对疾病缺乏正确的认识，运动亦是盲目的，这样往往导致效果并不理想，甚至加重病情。

疼痛是人体除血压、呼吸、脉搏、体温之外的第五大生命体征。对于患者而言，慢性疼痛不仅是一种痛苦的体验，还严重影响其躯体活动和社会功能，使之无法参与正常的生活和社交活动。一方面，疼痛是机体面临刺激或疾病发出的信号；另一方面，疼痛又是影响生活质量的重要因素之一。能不能帮助患者减轻或解除疼痛是患者衡量医生水平的指标之一。常见的情况是，医务人员虽竭尽所能，却不能有效减轻或解除患者的疼痛，因而得不到患者的认可，这或许也是当今医患矛盾尖锐的原因之一。

有感于医疗环境的现状和患者的需求，我希望结合自己的专业知识、运动经验编撰一本适合疼痛患者参详的康复手册，让他们了解一些医学知识，掌握一些合适的运动方法，助其康复，亦为缓解因知识不对称造成的医患矛盾尽一份绵力。

本书既是一本医学专业书籍，也是一本科普读物；既展现了人体的基本结构和运动系统中常见的疾病知识，又就常见的骨科疾病提供了一系列具有针对性的运动康复疗法。希望本书能够帮助有此类需求的读者朋友，这便是我从医著书的最大心愿。

鉴于自身水平有限，书中内容难免有不妥之处，望读者批评指正，以便再版修订。

笔者

2019 年 6 月

目 录
CONTENTS

第四章 肩部：灵活而容易受伤 ／27

第五章 肘、腕、指间关节：精细活动的联合体 ／35

第一章　慢性疼痛的认识误区

慢性疼痛是常见的

我坐诊时，常碰到不少以前务农而现已不务农的患者。很多人表示，以前务农虽然很辛苦，但身体没有什么病痛，现在清闲了，不是这里痛，就是那里痛。最后，他们下了一个结论：人是贱命，一定要劳作才行！此言初听很可笑，过后想想似乎也有点道理。

也有不少患者一来到诊室，就搬出一大堆资料，对我诉苦："大夫，我这个地方椎间盘突出，就是疼，很长时间了，去了很多医院治疗也不见好转，怎么办啊？"还有人说："我原来不觉痛的，吃了点什么东西，就开始痛了，肯定是吃进去的东西闹的。"也常有平时坚持体育锻炼的患者前来就诊，他们甚感费解，明明已经进行体育锻炼了，怎么还会有慢性疼痛呢？

由于对慢性疼痛有不同的体会和认识，就派生出了很多理论，以及不同的治疗方法，如传统的药膏敷贴、针灸、内服中药、推拿，现代的物理因子治疗，等等。治疗慢性疼痛的方法何其多，并没有统一的疗法，这说明慢性疼痛的病因并非人们想象中那么简单。

一个医生眼中运动系统损伤引起慢性疼痛的病因

据统计，中国有 1 亿以上的慢性疼痛患者，西方国家大约有 30% 的人群存在不同程度的慢性疼痛。可见，慢性疼痛是非常常见的症状。根据我的经验，慢性疼痛存在于身体各个部位，分布于不同的性别和年龄段，致病原因也很多，最常见的是运动系统损伤，具体如下：

肌筋膜慢性损伤 肌筋膜即民间常说的"筋"，包括肌肉、肌腱、韧带等软组织。肌筋膜慢性损伤是导致非关节性慢性疼痛的常见病因之一，俗称的"肌肉劳损"即指肌筋膜慢性损伤。

关节的慢性损伤 关节的慢性损伤包括软骨的损伤、关节滑膜慢性炎症、风湿性关节炎、骨性关节炎等，一般指软骨和骨头的损伤引起的慢性疼痛。

✎ 谨记：肌筋膜（肌肉、肌腱、韧带）损伤是引起慢性疼痛最常见的病因。

慢性疼痛是人体发出的警示

我们知道，事物的改变是从量变到质变的过程。对于人类这种有灵性的生物体来说，人体会自然而然地做出调节以满足功能变化的需要，但人体的代偿能力是有限的，一旦代偿不了，就会出现问题，而疼痛就是出现问题时人体发出的警示。它的意思是：有些不该发生的问题正在发生。

我们如何识别和处理这种警示，决定着身体功能的走向，处理得当，疼痛会消失，功能得以恢复；处理不当，功能会失常，甚至丧失，直至出现不可逆的损伤。

但是，有些人往往忽略了身体发出的这些信息，采用一些过激的手段来处理慢性疼痛，无视引起这些症状的根本原因，想当然地依据某些书本上的方法进行处理，对于其他有建设性的建议均不采纳，甚至不听从医生的建议。

如此"简单粗暴"的处理方式往往使病情反复，常令患者不知所措，甚至对医生产生信任危机。

如何面对慢性疼痛

认识人体的结构，是消除慢性疼痛的第一步。一如司机，势必要对汽车的结构、功能有一定的认识，才能在汽车出现问题时，知道是哪个地方出现了问题，问题的性质如何，该如何解决，而不是一味地等待救援。要知道，等来的救援往往只是帮你把车拖走，并不能马上解决问题。

选择适合自己的运动方案，进行科学的运动，是消除慢性疼痛的第二步。运动对身体来说，是一种应激，它既可以对机体产生好的效果，也可以产生坏的效果。

在下面的章节里，本书会介绍身体不同部位常见的可能引起疼痛的疾病，并会介绍有针对性的锻炼及拉伸方法，只要按照适合自己的运动方案坚持下去，定会产生积极的效果。

✎ 谨记：在了解自己的身体结构后，选择适合自己的运动方案，进行科学的运动，才是解除慢性疼痛的最佳方案。

第二章　你真的了解自己的身体吗

正常的人体结构

人体主要通过九大系统来维持正常的生理功能。这九大系统包括消化系统、神经系统、泌尿系统、运动系统、呼吸系统、内分泌系统、生殖系统、免疫系统、循环系统。跟慢性疼痛关系密切的主要是运动系统。广义的运动系统由中枢神经系统、周围神经和神经－肌接头部分、骨骼肌、心肺和代谢支持系统组成。

人与其他动物运动时的不同之处在于能够直立奔跑。为了适应该功能的需要，人体的脊柱构造极为灵巧。从正面看，脊柱是一条直线；从侧面看，脊柱呈一个延长的"S"形（图2-1）。正常情况下，脊柱有4个生理曲线，即前凸的颈曲、后凸的胸曲、前凸的腰曲及后凸的骶尾曲。脊柱的形态是人类经数百万年进化的结果，人类由此可两脚着地，笔直站立，活动时，身体也会随之摆动。这个灵巧的"S"形脊柱既能向前弯曲，也能向后伸展，亦可

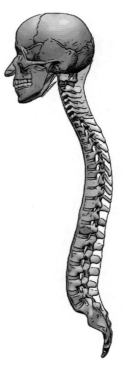

图 2-1 "S"形的脊柱

左右旋转，还能做出扭动、摇摆等动作。如果这个"S"形变形了，如颈曲、腰曲变直，或脊柱侧弯，则会影响脊柱的正常功能，导致人体活动受限或躯体、四肢疼痛。

　　人体站立时，承重的关节有髋关节、膝关节、踝关节。进行精细运动的关节有肩关节、肘关节、腕关节，手掌的掌指关节、指间关节等。关节功能分工的不同，决定了支配每个关节（图2-2）的肌肉具有各自的特点。

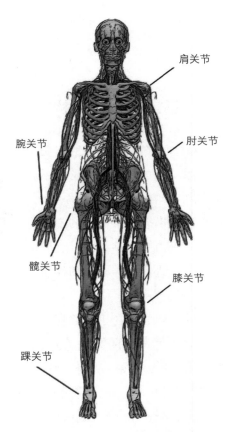

肩关节

腕关节

肘关节

髋关节

膝关节

踝关节

图2-2　主要关节示意图

关节

什么是关节？

关节一般由相邻接的 2 块骨相对形成。有 3 块或 3 块以上的骨参与构成的关节叫作"复合关节"。全身有很多关节，如脊柱上的后关节，承重的髋关节、膝关节（图 2-3），上肢的肩关节、肘关节等。构成关节的两骨相对的骨面上覆以软骨，形成关节面。这些软骨很重要，没有这些软骨，骨头与骨头就会直接摩擦，产生疼痛，直至把关节换成合金的，或做关节融合术，疼痛才有可能结束。

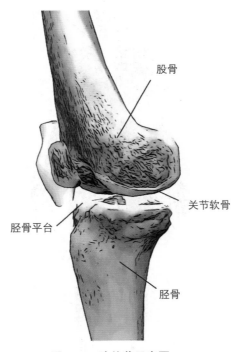

图 2-3　膝关节示意图

关节动起来，肢体才能完成动作。骨头自己是不会动的，只有在相关的肌肉进行收缩或松弛时，才会带动特定的骨头，完成关节屈曲或伸展等动作。

肌肉

　　人的肌肉主要分骨骼肌、平滑肌、心肌 3 种。骨骼肌分布于头、颈、躯干和四肢，通常附着于骨骼上（图 2-4）。骨骼肌收缩迅速、有力，容易疲劳。因骨骼肌的活动既受神经支配，又受人的意志控制，故称"随意肌"。骨骼肌在显微镜下呈横纹状，故又称"横纹肌"。平滑肌主要构成内脏和血管，具有收缩缓慢、持久、不易疲劳等特点；心肌构成心壁。平滑肌和心肌都不受人的意志控制，故称"不随意肌"。

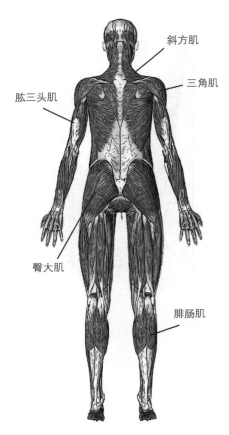

斜方肌

三角肌

肱三头肌

臀大肌

腓肠肌

图 2-4　主要骨骼肌示意图

　　骨骼肌是肉眼可见、可感知的肌肉类型，而且骨骼肌损伤可引起慢性疼痛，所以骨骼肌是我们锻炼的目标肌肉。骨骼肌附着在骨骼上，且成对出现，作用相反：一块肌肉朝一个方向移动骨头，另外一块肌肉会朝相反方向移动骨头。这些肌肉通常随人的意志收缩，人们想要收缩它们时，神经系统就会指示它们这样做。骨骼肌可以做短暂单次收缩或长期持续收缩。

　　肌肉的命名原则有多种，主要有以下几类。骨骼肌按形状，可分为斜方肌、三角肌等；按位置，可分为冈上肌、冈下肌、胫骨前肌、肋间肌等；按起止点，可分为胸锁乳突肌、胸骨舌骨肌等；按位置和大小，可分为胸大肌、胸小肌、腰大肌等；按作用，可分为旋后肌、大收肌、屈肌、伸肌等；按构造，可分为半腱肌、半膜肌等；按结构和部位，可分为肱二头肌、股四头肌等；按部位和纤维方向，可分为腹外斜肌、腹横肌等。

　　肌肉的辅助装置有筋膜、滑膜囊和腱鞘等。它们具有协助肌肉活动、保持肌肉位置、减少运动时的摩擦、保护等功能。当这些辅助装置受损时，也会出现慢性疼痛。

　　✎ 谨记：人体是骨头搭起来的架子，靠肌肉牵拉关节，才能进行活动。

第三章　颈部和头部：危险而重要的部位

常见的颈部、头部疼痛

想必大家对这样的电视广告一定不陌生：某演员表情苦涩，用力地揉着自己的颈部，然后转动他的脖子，可能还同时伴着脖子转动时发出的"咔咔"的声音，最后，一瓶神药横空出世，喷喷搓搓就好了；或某演员抱着自己的头，痛不欲生，此时一粒胶囊神奇登场，导弹般地飞向他的脑袋，他马上精神奕奕，恢复正常。

可见，受到颈部、头部疼痛困扰的患者很多，亦很常见。莫非这种疼痛具有"传染性"？还有，真有这种神药，喷喷、吃吃就药到病除了？

本书从始至终都坚持两个论点：首先，要了解引起身体疼痛的原因，换言之，要明白到底是哪个部位出了毛病；其次，若想解除所受的痛苦，就要进行合理的锻炼，即坚持做具有针对性的运动。

大部分头部、颈部疼痛，都是颈椎问题引起的疼痛。可能有不少人会说，颈椎有问题，锻炼的方法很多，上网一搜不胜枚举。事实上，这些办法真的靠谱吗？

做正确的事

小时候，我看过一些恐怖片，片中人悬梁自尽，用绳子套住脖子，把脚下的凳子一踢，就撒手人寰了，那架势很是吓人。我一直认为这是窒息导致的死亡，直到大学，学习了相关知识，才明白悬梁自尽的原理是枢椎椎弓骨折，也称"绞刑骨折"（Hangman's fracture）。

颈椎位于脊柱上方，从上往下数第一颈椎又称"寰椎"（图3–1），第二颈椎又称"枢椎"。寰椎呈环形，从形状来看的确像个小环；枢椎从形状来看大致也是一个环，它与寰椎不同的是，它的椎体向上伸出一个齿状突。这两个颈椎的位置很重要（其内的脊髓靠近延髓，控制心跳、呼吸中枢），却都比较细小，在暴力作用下极易发生脱位或骨折，导致椎弓断裂。颈椎内部的脊髓一旦失去椎骨保护，几乎同时会随椎骨的损伤而发生损伤，继而引起心跳、呼吸停止。

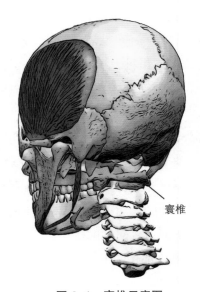

寰椎

图 3–1　寰椎示意图

绞刑骨折并不仅仅发生在绞刑时，交通事故和各种外伤也会引起此种骨折。对颈部外伤疼痛者，未明确诊断前，千万不可当作一般扭伤、落枕等而随意旋转头部，以免引起脊髓损伤，发生瘫痪和呼吸停止等危险。

　　当然，这并不是说动动脖子就会产生这样的危险，而是要掌握正确的知识去做正确的运动。比如，你本来应该做颈部后伸的动作，却做了颈部前屈，无论你的前屈做得多么标准完美，也是错了，带来的后果是不仅没有效果，甚至会加重病情。

了解自己的颈椎

　　颈椎，是整条脊柱中的上段（图 3–2），位于头以下、胸椎以上的部位。颈椎共有 7 块颈椎骨组成，有 6 个椎间盘。椎间盘随年龄的增长或受损，会变薄或突出。这 7 块颈椎骨相连时，颈椎的椎弓会连成一个管道，称为"椎管"，从里面通过的是脊髓。脊髓非常重要，脊髓受损，轻则瘫痪，重则死亡。颈椎又是脊椎骨中体积最小，但灵活性最大、活动频率最高、负重较大的节段。

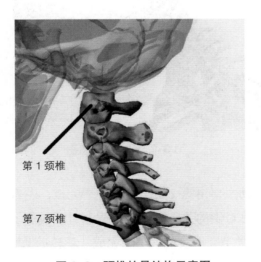

第 1 颈椎

第 7 颈椎

图 3–2　颈椎的骨结构示意图

　　颈椎有一轻度前凸的生理曲度。生理曲度的存在能增加颈椎的弹性，减轻和缓冲重力的震荡，减少对脊髓和大脑的损伤。长期坐姿、睡姿不良，椎间盘髓核脱水退变等，会导致颈椎前凸的生理曲度逐渐消失，甚至变直或呈反张弯曲，称为颈椎生理曲度改变。颈椎生理曲度改变是颈椎病 X 线片检查上较为重要的诊断依据之一。

颈椎可以在周缘肌肉的收缩牵拉下带动头颅，做前屈（图 3-3）、后伸、左右旋转、左右侧屈，以及上述运动综合形成的环转运动。在正常情况下，颈椎的活动范围比胸椎和腰椎大得多。身体保持直立，颈前屈（即低头）时下巴可以碰到上胸部，颈后伸（即仰头）时可以看见天花板，颈左右旋转（各75°）时可看清自己的肩部，颈还可以左右侧屈各 45°。在医学上，关节活动范围称为活动度。颈椎的活动度存在较大的个体差异，与年龄、职业、锻炼情况有关。一般随年龄增长，颈部活动亦渐受限制。

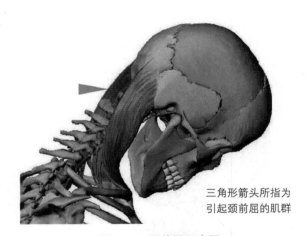

三角形箭头所指为
引起颈前屈的肌群

图 3-3 颈前屈示意图

颈椎的屈伸活动主要由第 2 至第 7 颈椎来完成；左右侧屈主要由中段颈椎来完成，并且依靠对侧的关节囊及韧带限制过度侧屈。左右旋转主要由第1、第 2 颈椎之间的关节，即寰枢关节来完成。环转运动则是依靠上述活动的连贯作用来完成。点头动作发生在第 1 颈椎和头颅枕骨之间的关节，即寰枕关节；摇头动作发生在寰枢关节。

要明白的一件事情是：颈椎本身是不会活动的，要靠周缘的肌肉牵拉，才能完成所要做的动作。当不能完成正常动作时，不要强行为之，而是要分析是颈椎关节有问题导致的，还是牵拉的肌肉有问题导致的，处理不当有可能会加重病情，起反作用。

颈椎问题引起的疼痛

坐诊时，经常有患者拿着他们的 X 线片等影像学检查资料，对我说："大夫，我颈椎增生了，疼痛好久了，麻烦你给看看。"面对此类状况，我一般不会先看 X 线片等这些资料，而是先给患者做个详细的体格检查：检查他（她）的颈椎活动度；颈椎后关节是否对称；颈椎的棘突是否有轻压痛或深压痛，疼痛的部位在什么地方；上肢的腱反射和病理反射是否异常。进行详细的体格检查后再结合 X 线片等资料，一般可较快找出引起患者疼痛的病因，得出正确的诊断，接下来的治疗就顺理成章了。

很多人找我看颈椎病，会觉得很神奇，用手按一按，推一推，或开几片药吃，疼痛很快就有好转。其实，这一点也不神奇，只不过是我在严谨的临床思维指导下，严格按照诊疗规范做了一点必要的工作而已。

对于颈椎问题引起的疼痛，有一点需要明确：颈椎的问题不单单是由颈椎引起的，也包括由颈部的肌肉、神经、血管、骨关节、椎间盘等引起的问题。所以，要想准确判断是什么原因引起的疼痛，不能只靠拍片子，片子上说是增生，就判断自己有了增生，把所有问题都归咎于增生这一常见的现象。

关于骨质增生与症状相关性的思考

医生一般都会安排颈椎不适者照个 X 线片，但是影像学检查结果大多会提示"骨质未见异常"。对此，患者感到很疑惑：未见异常怎么会这么痛？若影像学检查结果提示"骨质增生"，则很多患者便会惶恐起来，如临大敌。那么，骨质增生真的这么可怕吗？

首先，让我们一起了解一下有关骨质增生的一些知识。

骨质增生，指在脊椎或骨关节边缘上增生的骨质。由于 X 线检查的普及，骨质增生的情况越来越容易被发现。增生的骨赘通常在骨骼的两端、四周同时存在，但投影在平面的 X 线片上，则可表现为基底宽、尖端细的粗刺形状（图 3-4），所以有人称之为"骨刺"。这个称谓非常不妥当，不仅不能反映实际情况，还极易引起患者的误解，似乎骨端有像钢钉、竹刺之类的东西引起了疼痛。

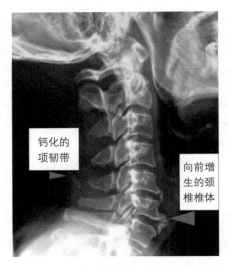

钙化的项韧带

向前增生的颈椎椎体

图 3-4　颈椎骨质增生 X 线表现

骨质增生一般分为原发性骨质增生和继发性骨质增生。原发性骨质增生多因年龄增长、长期劳累，导致脊椎、关节退行性改变，韧带松弛，肌肉力量下降，使关节的稳定性受到影响，并在关节的周围形成骨赘。继发性骨质增生多因关节创伤、发育畸形等导致关节面不平、受力不均而引起疼痛、神经受压等症状。骨质增生也可分为生理性增生和病理性增生。生理性增生是指不会引起症状的骨质增生，病理性增生是指会引起疼痛、神经受压等症状的骨质增生。

需要澄清的是，许多人都冤枉了骨质增生，令其背上了恶名。骨质增生的本质是人体骨骼的一种"衰老"适应现象，即骨质增生是一种正常的生理现象。随着年龄增长，人的关节和脊柱周围的肌肉、韧带等组织会发生退行性改变，使关节和脊柱的平衡遭到破坏，出现关节和脊柱的不稳定。机体为了适应这种变化，恢复新的平衡状态，就会通过骨质增生的方式增加骨骼的表面积，减少骨骼单位面积上的压力，使脊柱或关节更加稳定。可以说，骨质增生是机体的一种自我保护机制，是机体的一种本能。一些针对"骨刺"和"退变"（即退行性改变）所做的虚假医疗广告严重地误导了患者。骨质增生代表着你过去的劳累、付出、痛苦，并不意味着现在一定会有多大的危险，更不必"闻骨刺而色变"。

有人可能会问，哪些颈椎增生是生理性的，哪些是病理性的？是不是 X 线片提示颈椎增生，兼有颈肩痛，这种就是病理性增生？

对此，我提出一个简易的鉴别方法，非常适合非专业人士采用。颈椎增生通常指颈椎椎体的增生，椎体前面的增生一般是生理性的，因为前面没有很重要的神经、血管等组织，往往不会产生病理性症状。但是，椎体向前增生太严重，压迫到食道，这时就是病理性的了。此外，椎体向后增生到椎管内的一般是病理性的，因为椎管内有脊髓，椎体向后增生很易压迫到脊髓、神经根。

前文已述，颈部是由颈椎与颈椎周缘的肌肉、韧带、神经、血管等组织构成，任何组织有问题都会引起颈部的疼痛。鉴别病理性增生的关键在于症状的发生是否与检查出来的骨质增生有关，若无关，则是生理性的骨质增生；若有关，则是病理性的骨质增生。

颈椎病是怎么回事

有部分患者求诊时，会主动介绍病情："大夫，我得了颈椎增生。"检查下来，一部分人的病因与增生无关，一部分人的病因确与颈椎椎间盘退行性改变、骨质增生有关。对于后者，我在诊断上一般会写"颈椎病"。那么，颈椎病是怎样的一种疾病呢？又如何预防和治疗呢？

"颈椎病"是一种规范的名称，它也有其他名称，如"颈椎综合征"等。

颈椎病是一组主要由颈椎长期劳损、骨质增生，或椎间盘脱出、韧带增厚导致颈椎脊髓、神经根或椎动脉受压而出现一系列功能障碍的临床综合征。颈椎病主要表现为颈椎椎间盘退行性改变及其继发性的一系列病理改变，如椎关节失稳、松动，髓核突出或脱出，骨质增生形成，韧带肥厚和继发的椎管狭窄等，刺激或压迫了邻近的神经根、脊髓、椎动脉及颈部交感神经等组织（图3-5），从而引起一系列症状和体征。

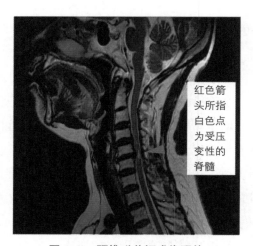

红色箭头所指白色点为受压变性的脊髓

图 3-5　颈椎磁共振成像照片

颈椎病有很多分型，不同分型代表了不同的症状特征，就像汽车类型，可分为轿车、越野车、货车等。

颈椎病一般有 4 种分型，分别是神经根型、椎动脉型、交感神经型、脊髓型。为了更好地指导治疗，在此基础上又增加了 3 种分型，分别是颈型、食道压迫型、混合型。

神经根型颈椎病主要是指颈椎的神经根受压，导致具有较典型的神经根性症状，主要表现为与脊神经所支配的区域相一致的感觉、运动障碍及反射变化。

椎动脉型颈椎病主要是指颈椎的椎动脉受刺激，导致颈源性眩晕发生。

交感神经型颈椎病主要是指颈段的交感神经受刺激，导致出现头晕、眼花、耳鸣、手麻、心动过速、心前区疼痛等一系列交感神经症状。

脊髓型颈椎病就是传说中要做手术，不做就会瘫痪的那种颈椎病，主要是因为颈段脊髓受压，导致脊髓受损而出现四肢麻木无力、动作不灵活、走路时有踩棉花的感觉等症状。

颈型颈椎病，也称"局部型颈椎病"，主要表现为头、肩、颈、臂的疼痛及有相应的压痛点，X线片上没有椎间隙狭窄等明显的退行性改变，但可以有颈椎生理曲度的改变，椎体间不稳定及轻度骨质增生等变化。

食道压迫型颈椎病是因为颈椎椎体向前鸟嘴样增生（第3至第6颈椎）压迫食管引起吞咽困难等症状。前面说椎体向前增生是生理性的，是指在没有出现症状的前提下，如果向前增生得太厉害了，压迫食道，导致出现吞咽困难，这时也属于病理性的增生。

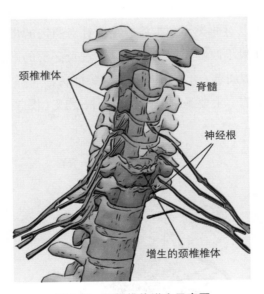

图 3-6　颈椎椎体增生示意图

混合型颈椎病就是两种或两种以上分型的颈椎病症状同时出现在同一个人身上。

得了颈椎病怎么办

很多人会问，得了颈椎病怎么办？能不能吃药治愈，还是一定要通过手术才能解决问题？从上述颈椎病的分型可以看出，分型不同，症状亦不同，治疗方法也随之不同。

颈型颈椎病　主要表现是头、肩、颈、背的疼痛。检查时，可发现颈部有痛性硬结或压痛点，此类型的颈椎病主要与颈椎肌肉的慢性损伤有关，与颈椎的小关节紊乱（颈椎曲线变直或反张）也有关系。颈椎肌肉的慢性损伤大多与平时锻炼少、工作固定一个姿势有关，颈部肌肉的力量不足、颈部受凉也是诱因；颈椎的小关节紊乱与长期低头有关，如伏案工作、睡高枕、长时间玩手机等。所以对此类型颈椎病，主要针对肌肉的慢性损伤和小关节紊乱进行治疗，但如果不改变错误的姿势，不进行必要的锻炼，症状就会反复出现，甚至导致病情加重，出现其他类型的颈椎病。

神经根型颈椎病　主要是颈部的脊神经根受压（图3-7），导致脊神经支

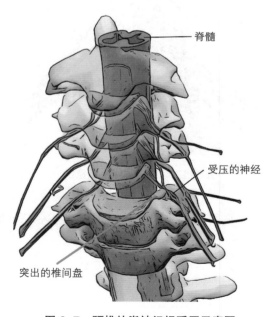

脊髓

受压的神经

突出的椎间盘

图 3-7　颈椎的脊神经根受压示意图

配的区域出现放射性疼痛或麻痹。此类型的表现很多，主要有颈、肩、背、臂疼痛，不同节段的神经根受压会导致不同的手指出现麻痹的感觉，病情严重的还会导致受压神经根支配的肌肉出现瘫痪。此类型颈椎病比较常见，产生的疼痛症状很折磨人。我见过很多这样的患者，他们抱着自己的胳膊、皱着眉头来就诊，述说手臂如刀割疼痛，晚上痛得不能合眼。这种类型的颈椎病与颈椎退行性改变后，颈椎的椎间盘或骨赘压迫、刺激脊神经根有关。一般来说，神经根受压，无论压得如何厉害，只会产生麻痹的感觉，而非疼痛。如果出现疼痛，则说明神经根受到了炎症刺激。颈部肌肉力量的不足和颈椎生理曲度的改变是诱发症状的关键，此类型颈椎病大多可以通过非手术的方法治愈，只有极少数病例才需要手术治疗。在进行颈部锻炼时要注意，此类型颈椎病不适合做颈后伸的动作，因为这样的动作会加重颈椎椎管的狭窄，从而加重神经根的压迫，导致症状加重。

椎动脉型颈椎病　主要表现是眩晕，并且跟颈部的活动有关，临床上也比较多见。患者往往诉说头晕，往床上躺或躺着起来的瞬间有眩晕的感觉，定住身体片刻症状就会缓解；也有人说，低头时有晃动的感觉，特别是头往左右两边转动时，眩晕的感觉会加重。以前，不少人认为这种类型的颈椎病与颈椎的钩椎关节增生或椎动脉孔增生刺激椎动脉有关，并在这样的理论指导下开展了不少治疗。对于这种说法，我向来持不同看法。我认为颈椎的小关节紊乱和颈枕部肌肉的慢性损伤才是导致眩晕症状出现的关键，与增生无直接关系，预防和治疗也应针对这两方面来进行。很多患者采用我的方法治疗，效果也很好。

交感神经型颈椎病　在临床上比较难诊断。很多时候，椎动脉型颈椎病的患者也有交感神经型颈椎病的表现，因为椎动脉型颈椎病的发病与交感神经受刺激有关。这种类型的颈椎病除了与颈椎的小关节紊乱有关外，与上胸椎的关节紊乱也有一定关系，可参照椎动脉型颈椎病的治疗和预防方法。

脊髓型颈椎病　是危害性最大的颈椎病，有一发病就是脊髓型的，也有由其他类型的颈椎病发展而来的。这种类型的颈椎病直接压迫脊髓，使脊髓受到损伤，一般需要进行手术治疗。对于这种类型的颈椎病一定要小心，不要滥用手法治疗，特别是旋转类的手法，风险比收益大。此类型颈椎病出现症状时不一定先影响上肢，不少人是以出现下肢麻痹、疼痛症状，按腰椎间盘突出治疗而无效的为多。

预防颈椎病的发生和发展

近段时间比较流行"治未病"的说法，具体到颈椎病该怎么"治未病"呢？相信读者们都积累了不少这方面的知识，比如自我按摩、外用药物、做保健操等。这些确有一定效果，但我想强调的还是：首先，要了解自身的情况，再针对性地采用合理的方法进行预防保健，因为每个人的情况和体质是不一样的，要因人而异。

颈椎病的发生和发展与颈椎的椎间盘（图3-8）有很大关系，那么，椎间盘是个什么东西？

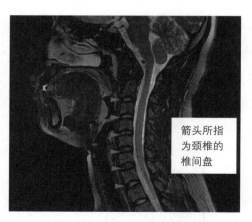

箭头所指为颈椎的椎间盘

图 3-8　颈椎椎间盘示意图

从颈椎的第2、第3椎体之间开始有椎间盘，一直往下，到第5腰椎、第1骶椎之间都有椎间盘，人体全身共有23个椎间盘。椎间盘的外形就像一颗象棋子那样，四周是3层纤维环，上下是软骨板，里面是冻胶质地的髓核。髓核在我们出生时含水量高达90%，成年后含水量约为80%，随着年纪的增长，髓核会逐渐脱水硬化。椎间盘的作用主要包括以下几个方面：①连接椎体，并使椎体具有一定的活动度；②脊柱为吸收震荡的主要结构，而椎间盘起着弹性垫的作用；③椎间盘可以维持侧方关节突一定的距离与高度，保持椎间孔的大小，使神经根有足够的空间通过椎间孔，并保持脊柱的高度。

由此可知，随着年纪的增长，椎间盘会脱水，所以，椎间盘的弹性会变差，高度会逐渐降低，从而使椎体间的稳定性变差，颈椎后关节的受力增加，这就是颈椎病发生和发展的基础。另外，我们需要知道，颈椎本身是不会动的，只有靠肌肉的收缩牵拉才能活动。对颈椎活动有影响的肌肉有 2 种，一种是颈椎的核心肌群，另一种是颈椎的周围肌群。周围肌群的作用是牵拉，使颈椎活动；核心肌群的作用是保护颈椎的稳定性，减轻椎间盘的受力。

可以想象一下，一个长期低头工作，不进行合理锻炼，又不注重养生的人会变成什么样？颈椎支撑着头颅，长期低头必然使颈椎受到伤害性的剪切力。起初，颈椎的周围肌群牵拉固定颈椎，使颈椎保持在一个相对稳定的姿势，与此同时，颈椎的核心肌群也在发挥作用，使颈椎的椎体之间保持稳定。可时间一长，没有针对颈肩部的肌肉进行有效的锻炼，也不注意保养身体，就会诱发颈椎病，或使原有的颈椎病发展、加重。肌肉长期受力而未进行合理的锻炼或保养，会使有效力量减弱，甚至出现肌肉萎缩，当周围肌肉力量不足时，就会使核心肌群的受力增加，从而使椎间盘和颈椎后关节受力增加，导致椎间盘发生膨出、突出或脱垂，颈椎椎体间的稳定性降低，接着神经的出口——椎间孔、颈椎管内的脊髓受压，颈椎病就形成了。

既然知道了颈椎病形成的基本原理，也就知道如何"治未病"了。

避免长时间固定一个姿势　工作时可以每过 30 min 或 45 min 活动活动颈肩，做做本书介绍的颈肩保健操。驾驶时也一样，若要长时间开车，每隔一段时间就要活动活动颈肩。

选择合适的睡具　选择合适的枕头和床具。如果每天睡 8 h 的话，人的 1/3 的时间就是在床上度过的，足见睡具的重要性。枕头、床具要选择变形度小的，枕头高度大约为自己竖起拳头的高度。

学点养生知识　例如，慢性咽喉炎也会影响颈椎的稳定性，从而加速颈椎病的发生和发展。这是因为咽喉的后壁就是颈椎的椎体，两者之间的淋巴循环存在密切关系，咽喉发炎时会波及颈椎的韧带、椎间盘等，时间一长，就会影响颈椎的稳定性。夏天时，冷气或风扇对着颈椎猛吹，容易导致颈部肌肉痉挛、局部血液循环不良、炎症发生，也会诱发颈椎病或加重病情。总之，身体有问题都对颈椎有不同程度的影响，所以，学点养生知识，知道如何使自己保持健康状态也很重要。

进行合理的锻炼　锻炼方法很多，但每个人的情况不一样，最好在医生的指导下进行。例如，单纯严重的肌肉劳损，除需治疗肌肉劳损外，还要加强肌肉力量的训练；颈椎生理曲度变直或反张的，锻炼时要做颈后伸的动作，但合并有颈椎椎间盘突出或颈椎椎管狭窄压迫脊髓的，又不适合做颈后伸的动作，可能需要做静力性训练，等等。

头颅

头颅是俗称，人体解剖学上叫作"颅骨"（图3-9）。颅骨分为脑颅和面颅，脑颅有8块，构成颅腔；面颅有15块，构成面部支架；另外，还有3对听小骨位于颞骨内。所以人类颅骨通常由29块骨头组成。脑颅位于后上方，略呈卵圆形，内为颅腔，容纳和保护脑。面颅位于前下方，形成面部的基本轮廓，并参与构成眼眶、骨性鼻腔和骨性口腔。脑颅和面颅可由眶上缘至外耳门上缘的连线为分界。连接颅骨的关节为颞下颌关节。

脑是中枢神经系统的主要部分，位于颅腔内，包括端脑、间脑、小脑、中脑、脑桥和延髓，分布着很多由神经细胞集中而成的神经核或神经中枢，并有大量上行、下行的神经纤维束通过，连接大脑、小脑和脊髓，在形态上和机能

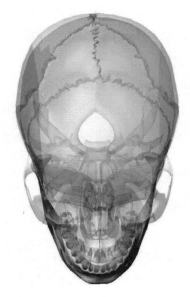

图3-9　颅骨示意图

上把中枢神经各部分联系为一个整体。

通俗地说，脑就像是电脑的中央处理器（CPU），通过像电缆那样的神经把我们身体的各部分联系起来，头颅就是保护我们CPU的保护套。如果我们的脑坏了，肯定会影响我们的思维、语言、运动、情绪、学习等功能。所以，有部分患者颅脑损伤（脑梗死、脑出血、脑外伤）后，会出现各种各样的症状；有部分老年人出现性格改变等也跟脑功能退化有关。

头痛

既然脑这么重要，是不是长期头痛就意味着脑出现了问题？其实，头痛是临床上常见的症状，原因有很多，大部分与脑是无关的。

头痛一般分为三大类：①原发性头痛（the primary headaches），包括偏头痛、紧张型头痛、三叉自主神经性头痛及其他原发性头痛；②继发性头痛（the secondary headaches），包括头颈部外伤、血管性颅内疾病、非血管性颅内疾病、感染、药物戒断、精神疾病等多种原因所致的头痛；③颅神经痛、中枢性和原发性颜面痛及其他头痛。

如果长期头痛，一般人是没有能力鉴别诱因的，最好还是找专业医生，确诊后再予以处理。如果是颈椎问题引起的颈源性偏头痛，可通过治疗颈椎问题和进行颈部锻炼得到缓解或治愈。

第四章 肩部：灵活而容易受伤

容易受伤的肩

我有一朋友，打篮球时滑倒摔了一跤，右边的肩膀就动不了。到医院一检查，脱臼了（图4-1）。当时他就傻眼了，怎么这么容易就脱臼了呢？以后还能打球吗？

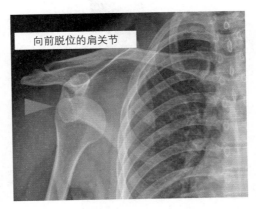

图 4-1　向前脱位的右肩关节 X 线表现

人的上肢功能要求与下肢不同，上肢要求灵活，能进行精细活动，下肢主要承担负重功能。肩关节属于球窝关节，能向多方向做灵活运动，同下肢髋关节比较，肩关节的运动幅度较大，但稳固性差，所以容易受到伤害。

肩部的 5 个关节

肩关节（图 4-2）一般指的是由肱骨头与肩胛骨的关节盂构成的典型的球窝关节，专业术语叫作"盂肱关节"。很多人以为肩部只有一个关节，其实，肩部由 5 个关节组成，分别是盂肱关节、肩锁关节、胸锁关节、肩峰下关节、肩胛胸壁间关节。这些关节若产生问题，都会影响肩部的活动。

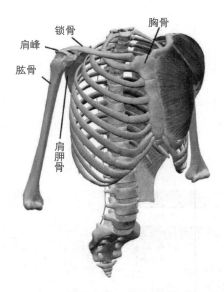

图 4-2　右肩关节骨性结构示意图

盂肱关节　这是肩部 5 个关节中最主要的关节。盂肱关节的肱骨头较大，呈球形，关节盂浅而小，仅包绕肱骨头的 1/3，关节囊薄而松弛，所以，盂肱关节是人体运动范围最大、最灵活的关节，可做前屈、后伸、内收、外展、内旋、外旋及环转等运动。此特点虽然保证了盂肱关节的灵活性，但也影响了其自身的稳定性，故盂肱关节是全身大关节中结构最不稳固的。盂肱关节上方有肩峰、喙突及连于其间的喙肩韧带，可防止肱骨头向上脱位，但盂肱关节的关节囊前下方比较薄弱，以上的结构决定了肩关节最常见的脱位问题是前脱位。

胸锁关节与肩锁关节　锁骨一端与胸骨相连，构成胸锁关节；另一端与肩峰相连，构成肩锁关节。胸锁关节是人体最稳定的关节之一，脱位现象并不常见，仅占肩部关节脱位总数的 3%，与肩部关节后脱位的发病率相仿。很多时候，胸锁关节的损伤是由手臂上举导致的，局部会有疼痛、肿胀。颈部向前和向患侧屈曲、任何抬头和肩部活动都可诱发疼痛，深呼吸、打喷嚏可使疼痛加剧。关节外观呈前凸畸形，锁骨内侧端松弛，有压痛，前脱位可见锁骨内侧端向前突出，并有异常活动。运动中的暴力致使肩胛骨向下，锁骨远端向上，容易引起肩锁关节损伤。肩锁关节损伤大多是从高处跌落，肩部先着地，导致肩峰下移，造成的关节周围韧带及肌肉损伤、肩锁关节损伤。肩锁关节损伤时，外观可见局部突起，有压痛，肩部活动时因肩锁关节受牵连，会出现肩部定位不清的疼痛。两个关节的损伤影响肩部上举、外展的功能。

肩胸关节　肩胛骨与胸壁之间的相对运动是肩部运动的一个重要组成部分，因而肩胸结构也被许多人称为肩胸关节。实际上，肩胛骨与胸壁之间的相对活动与肩锁关节、胸锁关节，以及喙锁韧带协调的运动密切相关。肩胛骨通过肩锁关节、喙锁韧带、锁骨的支撑，以及肩胛骨周围的肌肉（斜方肌、菱形肌、肩胛提肌和前锯肌）悬吊于胸壁表面，并间接受到脊柱活动的影响。因此，肩胸关节的运动是指肩胛骨、锁骨在肩胛胸壁周围肌群的控制下进行的复合运动。肩胛与胸壁之间的运动形式主要有 2 种：平移和旋转。当患者有肩周炎时，因为肌肉粘连，常会影响肩胛骨和胸壁之间的运动，从而导致上举受限。

肩峰下关节　所谓肩峰下关节，在解剖上由肱骨大结节、肩袖、肩峰下滑囊、肩峰、喙突和喙肩韧带构成。功能上，肩峰下关节在肩部外展和上举，以及旋转活动中起到重要的关节功能。肩峰、喙肩韧带和喙突相当于关节臼窝的组成部分，肱骨大结节相当于关节的杵状突部分，如果将肩袖比作半月板，肩峰下滑囊的滑液腔则相当于肩峰下关节的关节腔。在正常的肩关节运动中，肩袖肌群（特别是冈上肌）和肱二头肌长头是维持肩峰下关节正常运动的主要动力结构。肩峰下滑囊则是肩峰下关节主要的润滑、散热和应力吸收装置。

当上述结构出现功能或结构异常时，就会影响肩部关节的正常运动。

肩痛与肩周炎的关系

很多患者一进诊室，就对我说："大夫，我得肩周炎了，肩膀痛。"肩痛真能与肩周炎画上等号吗？答案是否定的，大部分肩痛并非肩周炎。

很多专家都说过，肩周炎就是个"垃圾桶诊断"，好像只要是肩痛，就可以扣上肩周炎的帽子。须知，准确的诊断才会有合理的治疗，很多病因都可以导致肩痛。

肩周炎，又叫"冻结肩""肩关节周围炎""五十肩"，其实质是肩关节囊及其周围韧带、肌腱和滑囊间发生了炎症，而出现相互粘连，导致活动受限和疼痛。肩周炎的发生跟很多原因有关，比如急性外伤、更年期激素变化、肩关节固定过久、颈神经受压、糖尿病、受寒、慢性损伤等。典型肩周炎的表现有肩部疼痛、肩关节活动受限、明显压痛点、患病时间长、肩周肌肉痉挛或萎缩等。因此，并非所有的肩痛都叫肩周炎。

不是肩周炎也会出现肩痛和活动受限

不单是肩周炎会出现肩痛、活动受限等症状，还有很多肩部疾病也会出现同样的症状。常见肩部疾病如下。

肩袖损伤（图4-3） 肩袖是肩胛下肌、冈上肌、冈下肌、小圆肌等肌腱组织的总称。在肩关节极度外展的反复运动中（如棒球、仰泳和蝶泳、举重、羽毛球等）容易引起肩袖损伤。肩袖的功能是在肩关节外展过程中使肱骨头向关节盂方向拉近，维持肱骨头与关节盂的正常支点。肩袖损伤将减弱甚至丧失这一功能，严重影响肩关节外展功能。典型的症状是患者不能自动使用患侧肩膀，当大臂伸直，做肩关节内旋、外展时，肩部外侧的大结节与肩峰间压痛明显。

肩袖完全断裂时，因丧失其对肱骨头的稳定作用，将严重影响肩关节外展功能。肩袖部分撕裂时，患者仍能外展大臂，但有 60°~120° 的疼痛弧。肩袖损伤往往会被误诊为肩周炎，一般靠临床症状和磁共振成像（MRI）检查才能确诊。

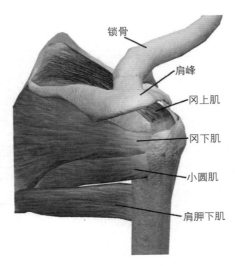

锁骨

肩峰

冈上肌

冈下肌

小圆肌

肩胛下肌

图 4-3 肩袖示意图

肩峰下滑囊炎 肩峰下滑囊又称"三角肌下滑囊"，是全身最大的滑囊之一，位于肩峰、喙肩韧带和三角肌深筋膜的下方，肩袖和肱骨大结节的上方。此囊附着于冈上肌的囊底较小，而游离缘较大，对肩部的运动很是有利。因此，肩峰下滑囊对肩关节的运动十分重要，被称为"第二肩关节"。疼痛、运动受限和局限性压痛是肩峰下滑囊炎的主要症状。肩峰下滑囊炎疼痛的特点为疼痛逐渐加重，夜间较明显，运动时加重，尤其在肩部外展和外旋时（挤压滑囊）；疼痛一般位于肩部深处，涉及三角肌的止点等部位，亦可向肩胛部、颈部和手部等处放射。检查时，在肩关节、肩峰下、肱骨大结节等处有压痛点，可随肱骨的旋转而移位。当滑囊肿胀积液时，整个肩关节区域和三角肌部均有压痛。根据一般症状、局部症状，诊断无困难，重者可并发肩关节纤维性强直。

肱二头肌长头腱鞘炎 此症多见于中年人，是肩痛的常见原因之一。肱二头肌长头腱鞘炎主要表现为肩痛，夜间更明显，肩部活动后加重，休息后减轻。疼痛主要局限在肱二头肌腱附近，亦可牵涉至大臂前侧。凡是能使此肌腱紧张、滑动或受到牵拉的动作，均能使疼痛加重。疾病早期肩部活动尚无明显受限，但外展、后伸及旋转时疼痛。随着疾病的发展，肩关节活动逐渐受限，患侧手臂不能触及对侧肩胛下角。检查时，肱骨结节间沟或肌腱上有压痛。肱二头肌抗阻力试验呈阳性，即小臂旋后位抗阻力屈肘时，在肱骨结节间沟处出现疼痛。肱二头肌抗阻力试验是诊断肱二头肌长头腱鞘炎的主要依据。病程较久者或合并出现肩周炎或其他疾病者，可见肩关节僵硬和肌肉萎缩。根据病史、局部症状和体征，例如肱二头肌抗阻力试验阳性即可成立诊断，非手术疗法治疗肱二头肌长头腱鞘炎多可奏效。

肩锁关节损伤　肩锁关节损伤也会出现肩部局部疼痛、活动受限的症状。

神经根型颈椎病　有部分患有神经根型颈椎病的人群，因神经压迫的原因会出现肩痛，如果压迫严重，引起腋神经麻痹，导致三角肌无力，也会出现肩部活动受限。有部分神经根型颈椎病患者以为自己患的是肩周炎，其实不然。

痛风性关节炎　现在物质条件丰富了，很多人饮食不注意，大鱼大肉，引起嘌呤代谢失常，很容易患上痛风性关节炎。理论上，痛风性关节炎常见于第一跖趾关节，可发生于踝关节、膝关节等关节。当患者的肩关节出现红、肿、热、痛时，也应该考虑痛风性关节炎。

化脓性关节炎　这是一种由化脓性细菌直接感染，并引起关节破坏及功能丧失的关节炎，临床上比较少见。我曾遇过一例，患者为女性，诉肩痛数月，曾在其他医院就诊，接受过有创治疗，治疗后症状加重，来看病时肩痛明显，肩部上举、后伸受限。检查后，我发现患者肩部有局部肿胀、灼热感，经验血和关节腔穿刺液检查发现白细胞很高，确诊为化脓性关节炎。

肩痛怎么办

肩关节比较复杂，一旦发生疼痛，很多人都喜欢自己做自己的医生，例如用药膏、药油等治疗一番，或做做别人教的康复运动。如果你的肩痛因此而好转或痊愈了，那就恭喜你了，说明引起肩痛的原因可能不复杂，估计就是肌肉的炎症而已。如果是其他原因引起的肩痛是不可能自己处理好的，建议去找相关的医务人员处理。

如果是肩袖损伤，一般是不用手术的，可通过合理的肩部锻炼得以缓解或治愈；但有少部分人肩袖损伤严重，还是需要手术治疗的。

大部分的肩峰下滑囊炎也是可以通过非手术疗法得到治愈的，前提是要在专业人员的指导下进行治疗，少部分患者需要手术治疗。

经我治疗的肱二头肌长头腱鞘炎患者基本上都痊愈了，均未进行手术治疗，需要注意的是预防复发。

程度较轻的肩锁关节损伤可通过非手术疗法治愈，如果损伤程度重，如肩锁韧带断裂导致肩锁关节脱位等情况就要进行手术治疗了。

神经根型颈椎病引起的肩痛，其治疗重点是先要治疗颈椎病，再针对肩痛或肩无力进行处理。大部分患者经非手术治疗可以痊愈，并通过颈肩锻炼进行预防。

痛风性关节炎引起的肩痛，首先要进行内科治疗，急性期治疗要避免服用促进尿酸排泄的药物，应服用消炎镇痛、碱化尿液的药物，最重要的是要避免嘌呤代谢异常。如果体内尿酸是外源性的要忌口，不吃引起尿酸增高的食物；如果体内尿酸是内源性的，要进行针对性治疗。

少部分化脓性关节炎患者服用抗菌药物治疗即可，部分患者还需要进行关节灌洗，少部分患者需要切开排脓。

理论上讲，肩周炎是一种自限性疾病，即便不去治疗，等个两三年可能也会慢慢痊愈，但很少有人可以长期忍受肩痛、肩部活动受限。肩周炎患者首先要处理好诱发因素，如血糖高会影响肩周炎的康复，不注意保暖也会影响肩周炎的治疗效果，粘连的关节也比较难松解。处理好诱发因素后，关键在于锻炼。锻炼分两种，一种是自己练，就是咬着牙、忍着疼自我松解粘连的关节；另一种就是别人帮你练，寻求专业人员运用一定的技术帮助患者进行关节松解。无论哪一种锻炼，都需要一点毅力和恒心。两种锻炼方法结合进行的话，往往会取得比较好的效果。

第五章 肘、腕、指间关节：精细活动的联合体

手促进大脑进化

人类的历史告诉我们，原始人类学会使用工具后，大脑的进化就开始加速。如果读者有机会进入医院的康复医学科观察，会看到很多手部活动不灵活的人在学拧螺丝、学拿笔写字、学用筷子夹物品……这是怎么回事？原来，他们都是脑部受到损伤的成年人，为促进损伤大脑和上肢功能的恢复正在进行康复训练。其实，通过上肢使用工具进行工作或娱乐都被视作一种精细活动。当然，也有个别人士在失去双臂后，通过锻炼也能用双脚替代部分上肢的功能，但这并不是普遍现象。

上肢运动链

人体若干环节借助关节使之按一定顺序衔接起来，称为"运动链"。上肢的运动链（图5-1）就是由肩带、大臂、肘关节、小臂、腕关节、手等构成。上肢有3种运动方式：推、拉、鞭打，一般是大关节带动小关节进行活动。上肢运动链的任何一环有运动障碍出现，都会影响精细活动的进行。上一章已介绍过肩关节的特点，故本章只介绍有关肘关节、腕关节、指间关节的知识。

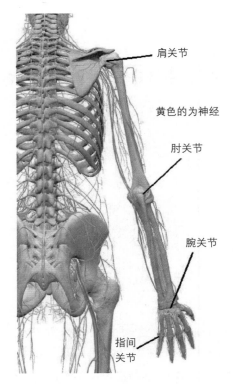

肩关节

黄色的为神经

肘关节

腕关节

指间
关节

图 5-1 上肢运动链示意图

肘关节的结构及运动特点

  肘关节是由 3 个关节共同包裹在一个关节囊内组成的复合关节。这 3 个关节分别是尺骨、桡骨和肱骨构成的肱尺关节和肱桡关节，尺骨和桡骨构成的桡尺近侧关节。肘关节的运动方式主要有 2 种：屈伸、旋转。当肘关节不能进行正常的运动时，说明肘关节有病痛出现。

肘关节损伤的特点

肘关节作为上肢运动链的中间一环，起着承上启下的作用，受伤的概率比较高，肘关节脱位占全身四大关节脱位总数的一半。

不打网球的"网球肘" 有人因肘关节外侧有疼痛，到医院一看，说是得了"网球肘"。患者不免疑惑：我没有打网球啊，怎么得了"网球肘"呢？"网球肘"其实是个俗称，其学名为"肱骨外上髁炎"。它是肘关节外侧小臂伸肌（图 5-2）起点处肌腱发生炎症，以肘外侧疼痛和压痛为主要临床表现的疾病。疼痛是因小臂伸肌重复用力引起的慢性撕拉伤造成的（图 5-3）。患者会在用力抓握或提举物体时感到患部疼痛。因为在网球、羽毛球运动员中较为常见，所以俗称"网球肘"。"网球肘"是过劳性综合征的典型例子，家庭主妇、砖瓦工、木工等长期反复用力做肘部活动的也易患此病。治疗此病的方法很多，绝大部分患者通过非手术疗法可以治愈，少部分患者需要手术治疗。此病容易反复复发，预防的关键在于合理地锻炼小臂的肌肉。

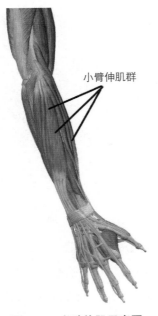

图 5-2　小臂伸肌示意图

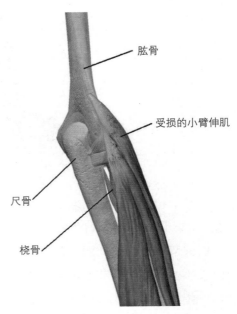

图 5-3　小臂伸肌损伤示意图

不打高尔夫球的"高尔夫球肘" "肱骨内上髁炎"，主要是由于小臂屈肌起点肱骨内上髁处反复受到牵拉累积性损伤所致（图5-4），其与"网球肘"的发病机制类似，因常见于高尔夫球运动员、学生，故俗称"高尔夫球肘""学生肘"。此病临床主要表现为肘关节内侧局限性疼痛、压痛，屈腕无力，肘活动正常。引起"高尔夫球肘"的原因常有：小臂肌肉力度不足以应付其日常所需；手肘的软组织受到重复性的轻微创伤；过度使用手腕或小臂的肌肉，以致劳损；手腕或手肘的软组织柔韧性不足，以致扭伤；缺乏运动，使组织容易劳损及退化。治疗此病的方法很多，绝大部分患者通过非手术疗法可以治愈，少部分患者需要手术治疗。进行合理的锻炼和拉伸可以有效预防"高尔夫球肘"。

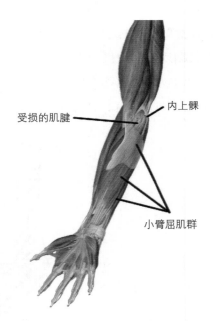

受损的肌腱　　内上髁

小臂屈肌群

图5-4　小臂屈肌群损伤示意图

肘关节扭挫伤　此病是常见的肘关节闭合性损伤，多在劳动、运动、玩耍时发生。凡使肘关节发生超过正常活动范围的运动，均可引起关节内、外软组织损伤。常见的关节内、外软组织损伤有肘关节尺、桡侧副韧带撕裂，关节囊、肱二头肌腱部分撕裂，以及其他肘部肌肉、韧带、筋膜撕裂。

若肘关节扭挫伤处于急性期，不能揉，应采取冰敷，以减少软组织的进一步损伤和反应；若处于早期，可做握拳活动以促进恢复；若处于中、后期，可做肘关节的屈伸及旋转等活动以促进恢复。如做被动屈伸活动，动作必须轻柔，以不引起明显疼痛为准；禁止做粗暴的各种主动和被动活动。

腕关节损伤的特点

我在大学学习解剖时，老师曾教授一句口诀，言犹在耳："舟月三角豆，大小多角头状钩。"这句口诀是说很多人都以为腕关节就是小臂到手掌这部分，殊不知中间还有 8 块小骨头。腕关节由桡腕关节、腕骨间关节和桡尺远侧关节及腕掌关节组成（图 5-5）。桡腕关节可做屈、伸、展、收及环转运动，其中伸的幅度比屈的幅度小，这是由于桡腕掌侧韧带较为坚韧，使伸的运动受到限制。正因腕关节活动度大，所以腕关节受伤的机会也比较多。

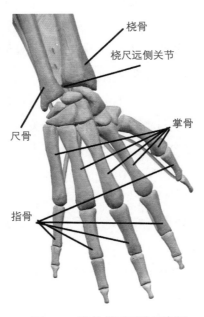

桡骨

桡尺远侧关节

掌骨

尺骨

指骨

图 5-5　腕关节到手掌示意图

三角纤维软骨复合体（triangular fibrocartilage complex, TFCC）损伤 有人弄伤手腕后觉得自己的活动有问题了，拿、提东西都有痛感，仔细看看，就会发觉手腕外侧的骨头好像都鼓起来了。若遇此状况，则三角纤维软骨复合体损伤的可能性大。三角纤维软骨复合体是腕关节尺侧的一组重要结构，包括关节盘、半月板同系物、掌侧和背侧桡尺远侧韧带、尺侧伸腕肌腱鞘深层、尺侧关节囊、尺月韧带和尺三角韧带。掌侧和背侧桡尺远侧韧带包括浅层和深层纤维，这两层纤维在桡骨附着处汇合。浅层纤维包绕关节盘，止于尺骨茎突，但没有一个界限清晰的止点；深层纤维的掌侧和背侧纤维在近止点附近汇聚，相互交错形成一个联合腱，止于尺骨茎突基底凹陷部位。此处也是尺头韧带的尺骨附着点。

常见致伤原因包括：①网球、高尔夫球、羽毛球等运动者手腕尺侧受力和快速扭转活动；②车祸中，司机握方向盘的手的腕部受到旋转牵张暴力；③与人扭打过程中，手腕受到暴力；④提重物不慎或手腕用力不当时扭伤。由于三角纤维软骨复合体结构深藏于指腕关节较小的空间内，受伤后的疼痛和肿胀症状不一定特别明显，患者通常误认为只是普通的手腕扭伤，常会因此延误就诊和治疗时间。

具有上述典型病史者通常因手腕尺侧疼痛和旋转时手腕弹响而就诊。三角纤维软骨复合体损伤的症状通常包括腕尺侧弥漫、深的疼痛或酸胀不适，有时有烧灼感，一般向背侧放射，很少向掌侧放射；疼痛也可在用力抓握物体时诱发，从而导致握力减弱。这些症状常在腕关节过伸位用力和小臂用力旋转时加重。患者常诉做旋转手腕的动作时出现手腕尺侧的疼痛，从而难以完成拧毛巾、开车和使用勺子等动作。很多患者会出现用力撑床或撑椅子扶手起立时手腕尺侧疼痛，但该症状并不是特异性的诊断指标。

三角纤维软骨复合体损伤一般通过非手术治疗就可痊愈，关键在于预防，少部分患者需要手术治疗。

腕管综合征（carpal tunnel syndrome）（图 5-6） 我在门诊看过很多双手麻痹的患者，他们表示在别的医院分别被诊断为"周围神经炎""气血不足""颈椎病"等，进行相应治疗后症状无好转。一般遇到这样的患者，我会先为其做一个详细的体格检查，以明确所患疾病。如果有疑惑，我一般会安排患者做个肌电图检查，以确定正中神经在手腕是否受压。

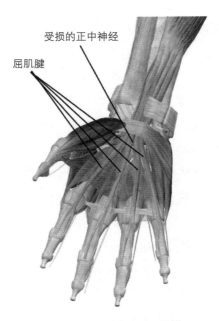

受损的正中神经

屈肌腱

图 5-6　腕管综合征示意图

腕管综合征是最常见的周围神经卡压性疾病，发生的原因是腕管内压力增高，导致正中神经受卡压。腕管是一个由腕骨和屈肌支持带组成的骨纤维管道，前者构成腕管的桡侧、尺侧及背侧壁，后者构成掌侧壁。腕管顶部是横跨于尺侧的钩骨、三角骨和桡侧的舟骨、大多角骨之间的屈肌支持带。正中神经和屈肌腱从腕管内通过（还包括拇长屈肌腱、4 条指浅屈肌腱、4 条指深屈肌腱）。尽管腕管两端是开放的入口和出口，但腕管内组织液的压力却是稳定的。无论是腕管内的内容物增加，还是腕管容积减小，都可导致腕管内压力增高。最常见的导致腕管内压力增高的原因，是特发性腕管内腱周滑膜增生和纤维化，其发生的机制尚不明了。有时也可见到其他一些少见病因，如屈肌肌腹位置过低、类风湿等滑膜炎症、创伤或退行性改变导致腕管内骨性结构异常卡压神经，以及腕管内软组织肿物如腱鞘囊肿等卡压神经。

腕管综合征一般通过非手术治疗就可以痊愈，少部分患者需要手术治疗。

桡骨茎突狭窄性腱鞘炎　本病是拇指或腕部活动频繁，使拇短伸肌和拇长展肌在桡骨茎突部的腱鞘内长期相互反复摩擦，导致该处肌腱与腱鞘产生无菌性炎症反应，局部出现渗出、水肿和纤维化，使鞘管壁变厚，肌腱局部变粗，造成肌腱在腱鞘内的滑动受阻而引起的临床症状。其临床表现主要为桡骨茎突部隆起、疼痛，腕和拇指活动时疼痛加重，局部压痛。本病多见于中年以上，女多于男（约 6：1），好发于家庭妇女和手工操作者（如纺织工人、木工和抄写员等），哺乳期及更年期妇女更易患本病。本病起病缓慢，通过非手术治疗多能获满意效果。个别反复发作或非手术治疗无效者，可行手术切开狭窄的腱鞘，疗效良好。

手腕腱鞘囊肿　本病是一种好发于手腕背侧、掌侧或足背等处的良性肿块。若手腕或足背等处出现无痛性的半球形肿块，就应考虑本病，一般通过 B 超检查可以确诊。本病一般对人体影响不大，极少数病例肿块可自行消失。虽有多种方法治疗本病，但多数病例仍有复发可能。若肿块较小，又无症状，且不影响外观者，可不做处理；若肿块较大，又有症状者，可行非手术治疗。复发者，可再次治疗。本病患者要多注意对患处的保护与观察，少吃辛辣刺激食物。长时间使用电脑者应每隔 1 h 休息 5~10 min，活动关节，这样可减轻手腕腱鞘囊肿的症状或预防患上手腕腱鞘囊肿。

指间关节损伤的特点

关节囊损伤　手指除了拇指外，都是有 3 个关节的，分别是掌指关节、近端指间关节、远端指间关节。拇指只有 2 个关节：掌拇关节和指间关节。

关节囊是保护关节活动的软组织。当关节囊出现损伤时，首先不要揉、搓，而要用另一只手适当压迫痛点，防止进一步渗血和肿胀，压迫 5~10 min 后再冰敷，冰敷 20 min 左右即可；待 24~36 h 后再进行治疗。

弹响指　有患者求诊时，会伸出手指说道："大夫，你看，我的手指屈曲后自己不能伸直，要用力掰，'咯噔'一声后才能伸直。"遇到这样的患者，我会告诉对方："你得了弹响指。"弹响指也称"扳机指"，学名叫作"狭窄性腱鞘炎"，是最为常见的手部疾病之一。弹响指主要表现为患者在屈指、伸指的活动过程中，在掌指关节掌侧感觉酸胀、疼痛，严重者会出现弹响，甚至绞锁，导致屈指、伸指功能障碍。成人、儿童均可患病，病因和治疗方法却不同。

通常情况下，有明确的劳损病史，加上渐进性的屈指酸胀、疼痛、弹响和绞锁表现，一般都可比较容易地确立诊断。对于不典型病例，可行 B 超检查，以助确诊。

本病预后良好，可以通过非手术疗法治愈，只有极少部分患者需要手术治疗。本病的关键在于预防，包括患指制动、避免寒冷刺激等。

第六章　胸背部：牢固的部位

结实的胸背部

估计很多人都看过"胸口碎大石"的表演，表演者平卧在地上或钉床上，胸口放着一块大石板，助手用大锤用力敲下去，石头碎了，人却没事，精神抖擞地站起来向观众致敬。据说，这个表演的秘诀在于助手的用力要恰到好处。另外，跟人体胸部的结构比较牢固也有很大关系。

人的胸部，医学上称为"胸廓"（图6-1）。胸廓就像一个水桶，这个水桶由12块胸椎，12对肋骨和肋软骨，1块胸骨，以及关节和韧带装置构成。正是由于这样的构造，我们的胸部才够牢固，才能保护胸廓内的心脏和肺等脏器。大部分疾病都会牵涉胸部，引起症状，比如胸部疼痛，但不全跟内脏疾病相关，如果只侧重考虑内脏疾病会忽略躯体的因素。

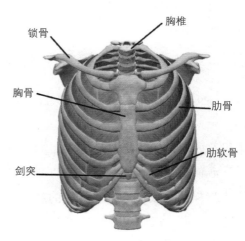

图 6-1　胸廓示意图

胸痛就是心脏病吗

可能很多人都在影视节目上看过，某人心脏病发作，捂着胸口就倒下了，所以，一旦发现胸痛，人们就会比较紧张，以为是心脏病发作。心脏病的确可以致命，但不是所有的胸痛都跟心脏有关。

心肌梗死的疼痛程度是很剧烈的，严重者会休克。疼痛部位主要在胸骨后部，但可以放射到身体其他部位，一般需要到医院确诊和处理。

心绞痛是在心脏冠状动脉狭窄的基础上，心肌缺血、缺氧导致的以发作性胸痛为主要表现的临床综合征。其特点是阵发性前胸压榨性疼痛，主要位于胸骨后部，可放射到上肢和心前区，也有极少数表现为胃痛的。经过休息和服用硝酸酯制剂后，心绞痛症状常常会缓解或消失，但依然需要到医院进行治疗。

肋软骨炎一般在胸前有固定痛点，外观可能有肿胀，常见于胸骨与肋软骨连接处。该病经药物或物理治疗可以痊愈。

肋神经痛不一定局限于胸前，可以有累及 1~2 个肋间痛的症状，咳嗽、用力呼吸、转动身体可使疼痛加重。肋神经痛往往与胸肋关节紊乱和肋神经炎有关，根据不同病因，治疗措施也不同，预后效果良好。

胸部也会导致手麻痹

在很多人心目中，手麻痹要么与手有关，要么就是由颈椎不适引起的。的确，手末端循环不良、颈部神经受压、腕管受压等都会导致手麻痹。如果按以上思路处理，麻痹症状无法得到缓解，就要考虑是由胸廓周围的因素引起的。

我们应该先了解支配手部的神经叫臂丛神经（图 6-2），由第 5 颈神经至第 1 胸神经构成，穿过锁骨后的胸廓出口下至腋窝。在臂丛神经行走的路径上若有任何一点受压，都会产生手麻痹的感觉。

胸廓出口综合征是胸廓出口附近的前、中、小斜角肌，过长的颈肋刺激压迫臂丛神经引起的一系列症状，手麻痹就是其中一个症状。胸廓出口综合征大部分可以通过非手术治疗获得治愈，少部分患者需要手术治疗才能解除症状。合理的锻炼有助于预防和促进恢复。

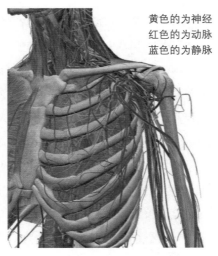

黄色的为神经
红色的为动脉
蓝色的为静脉

图 6-2　臂丛神经、血管走向示意图

两边肩膀酸痛是患上肩周炎了吗

与肩周炎相关的知识在上一章已有细述。很多人感到两边肩膀酸痛，以为就是得了肩周炎，其实不然。大部分肩膀酸痛跟肩胛提肌劳损和斜方肌劳损有关，而与肩周炎无关。本病重在预防，关键在于锻炼和纠正不良姿势，物理治疗和药物治疗的效果都不错，但容易反复。

"剃刀背"是怎么回事

"剃刀背"是脊柱侧弯的严重表现。脊柱侧弯是脊柱发生侧曲，并向一侧扭曲，多发生于十几岁的女孩，男孩也会发生，但相对较少。脊柱侧弯的病因尚不十分清楚，其在我国的发病率为 1% ~3%。目前，我国 16 岁以下儿童有近 4 亿脊柱侧弯患者，早期发现、早期治疗可减少脊柱畸形，减少家庭和社会的经济负担。

其实，发现脊柱侧弯的方法有很多，最简单的检查是弯腰试验：让孩子脱去上衣，背对检查者，双脚并拢，双腿站直，双掌对合置于膝关节之间，然后嘱其慢慢弯腰，一般情况下弯腰 90° 就可以。这时候，观察孩子的两侧背部是否等高，如果一侧较高，就要引起重视，表明可能存在脊柱侧弯，要及时到医院进行检查。脊柱侧弯的弯度越大，"剃刀背" 就越明显。

一般情况下，脊柱侧弯大于 40° 时就会出现明显的外观畸形；如果伴有脊柱前凸或侧凸大于 60°，就会出现心肺部受到挤压的表现，具体表现为心跳较快、胸闷、气短等，不能参加体育活动，部分患者还会出现缺氧的征兆、血红蛋白偏高等。这对处于生长发育高峰期的青少年的影响是巨大的，一旦错过在该时期的治疗，心肺功能的恢复就会较为困难。所以，一旦发现孩子有脊柱侧弯现象，就应该早期接受正规的诊断和治疗。轻者可通过支具和手法进行矫正，重者则要通过手术才能得以矫正。

为什么会有压缩性骨折

可能有人听过或见过一些老年人在搬运物体后出现腰背痛的现象，到医院一检查，说是压缩性骨折了。那么，压缩性骨折是怎么回事呢？该如何预防和治疗呢？

压缩性骨折，一般是指椎体的压缩性骨折，多见于胸椎下段和腰椎上段，因为这些地方是固定的脊柱胸段与活动度大的腰段之间，所受的应力大。随着年纪的增长，人的骨头的密度会下降，一旦受力过大，椎体承受不了就会下塌，形成压缩性骨折。

发生压缩性骨折后，首先要制动，佩戴胸围或腰围，从而减少骨折处的受力，尽早进行康复治疗和锻炼；药物上以止痛、补钙为主；少数患者需要进行手术治疗。对压缩性骨折的治疗，一般疗效较好。

背痛一般是什么问题引起的

背痛是常见症状，亦是很多疾病共有的症状之一。大部分背痛是由软组织慢性损伤引起的。下面，我们先了解一下相关的知识，这对于预防此症和加速康复很有帮助。

胸椎增生性关节炎　本病常见于老年人，早晨起床后背痛加剧，活动后有所缓解，适当的锻炼有助于减轻症状。

强直性脊柱炎　当脊柱炎发展到胸段时，会出现反复的背痛，并且胸廓的活动度减小，脊柱胸段的前屈、后伸受限明显。强直性脊柱炎应以内科治疗为主，配合康复锻炼有助于减轻症状。

肾脏疾病　肾脏疾病会引起背痛，经 B 超、CT、血液检查后可以确诊，需要到相关专科去处理。

骨质疏松　本病会引起腰背的慢性疼痛，严重的会发生压缩性骨折，药物治疗和康复锻炼有助于恢复。

胰腺疾病　胰腺疾病容易波及附近的组织和器官，向胸部、腰部放射，引起顽固性疼痛，遇到可疑的腰背痛需要到相关专科就诊。

主动脉夹层瘤　以急性、持续、剧烈的胸背痛较为常见，偶有颈、颌或腰腹部疼痛。此病为危急重症，需要到心内科、心外科诊治。

脊柱转移瘤　各种的癌症转移到脊柱胸段都会引起剧烈的背痛。转移瘤很容易引起椎体压缩性骨折，需要和骨质疏松引起的压缩性骨折相鉴别。

背部的纤维肌痛综合征　这是医学上常见的一种疾病，以往归为非关节性风湿疾病一类，表现为弥漫性全身疼痛和特定的肌肉组织多个解剖位点触压痛，压痛点出现在肌肉、肌腱及肌筋膜与骨膜组织的附着点。锻炼、物理疗法、针刺治疗有助于恢复。

其他疾病，如肺、消化道、肝、胆等器官的疾病也会引起背痛。

第七章 腰腹部：人体活动的枢纽

腰腹部是人体活动的枢纽

腰腹部是人体活动的枢纽。很多腰痛的患者急性发作时，只能躺在床上，稍微动一下就疼得龇牙咧嘴。还有很多长期受慢性腰痛困扰的人群，不断寻医问药，效果不佳。以前有句话叫"患者腰痛，医生头痛"，足见腰痛的复杂性。可能有人会奇怪，明明是腰痛，好像和腹部没什么关系吧？其实，腹部肌肉对于腰部的稳定和活动是非常重要的，所以，本章把腰部、腹部归到一起阐述。

为什么会有腰痛

引起腰痛的原因很多，大部分跟脊柱腰段的结构有关系，部分是其他器官或结构导致的腰痛。

脊柱腰段的结构（图 7-1）不外乎有血管、神经、肌肉、韧带、椎间盘、腰椎椎体，其中任何一个结构出问题，都会影响腰部的稳定性，进而导致腰痛。

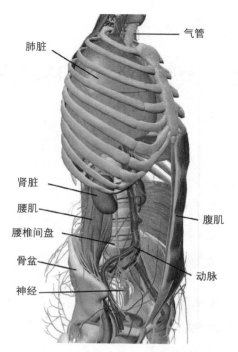

气管

肺脏

肾脏

腰肌

腰椎间盘

骨盆

神经

腹肌

动脉

图 7-1　脊柱腰段结构示意图

腰椎怎样维持稳定

　　从生物力学角度来看，维持人体腰椎稳定性的功能系统由 3 个亚系统组成，分别是腰椎被动亚系统、腰椎主动亚系统和神经控制亚系统。腰椎被动亚系统主要由腰椎椎体、关节突和关节囊、腰椎韧带等组成，主要参与静力性平衡；腰椎主动亚系统主要由有关的肌肉和肌腱组成，它们与神经控制亚系统协同活动，共同维系脊柱动力性平衡；神经控制亚系统则根据来自腰椎主动亚系统及被动亚系统的反馈信息，通过下意识控制的方式调节维持腰椎稳定的肌肉的活动，实现腰椎稳定性控制。正常情况下，这 3 个亚系统保持良好的协同作用，以保障腰椎发挥正常功能，任何一个部分出现异常都可导致人体腰部的损伤而发生急性及慢性腰痛。

现代医学研究表明，腰椎多裂肌与腹横肌的功能失调、控制能力异常及萎缩等，均会影响腰椎的稳定性，是引起腰部慢性疼痛的主要原因之一。

腰腿痛≠腰椎间盘突出

很多人因腰腿痛到医院就医，常规检查后，发现是腰椎间盘突出，于是理所当然地认为这就是"元凶"，在进行相关治疗后发现效果却不理想。这是因为腰腿痛的症状可能跟腰椎间盘突出无关，而且，腰椎间盘突出不一定会引起症状。

常见的会引起腰腿痛的疾病有以下几个。

第三腰椎横突综合征　由于慢性劳损引起局部软组织压迫腰神经后外侧支而产生以腰腿痛或腰痛为主的症状。

慢性腰臀肌损伤　急性腰臀肌损伤后治疗不及时或治疗不当，长期弯腰劳动，腰椎先天或后天畸形，腰椎骨、关节、韧带退行性改变等导致腰臀肌慢性损伤。

强直性脊柱炎　发生于青壮年男性，起病缓慢，初起时多表现为不明原因的下腰痛及腰部僵硬感，逐步发展可出现背痛或伴有束带样胸痛、颈部疼痛及活动受限，最后整个脊柱发生强直。

腰椎滑脱症（图 7-2）　主要表现为长期反复下腰痛或腰腿痛，呈间歇性钝痛，缓慢进展，站立、行走、弯腰、劳累时加重，休息则减轻。腰部活动偶有移动感及不稳感。影像学检查可见峡部裂隙，呈"狗颈断裂"样；侧位片检查能看到椎体滑移程度，负重位可增加滑移程度者提示腰椎不稳。

椎管内肿瘤（图 7-3）　椎管内肿瘤是指生长于脊髓及与脊髓相连接的组织，包括神经根、硬脊膜、血管、脊髓及脂肪等组织的原发性与继发性肿瘤。疾病早期可出现神经根刺激症状，疼痛性质多为电灼、针刺、刀割或牵拉感，咳嗽、喷嚏和用力大便均可使椎管内压力增加而诱发疼痛或使疼痛加剧。"夜间痛"和"平卧痛"是椎管内肿瘤较为特殊的症状，患者常被迫表现为"坐睡"。

梨状肌综合征（图7-4） 梨状肌综合征是指梨状肌急性损伤引起的梨状肌水肿、痉挛、肥厚等刺激或压迫了坐骨神经及其他骶丛神经、臀部血管而产生的一系列症状，是临床中的常见病和多发病。

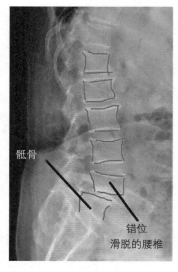

图7-2　腰椎滑脱X线片示意图

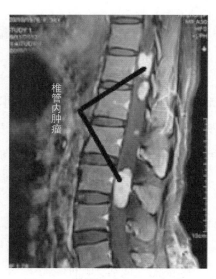

图7-3　椎管内肿瘤MRI示意图

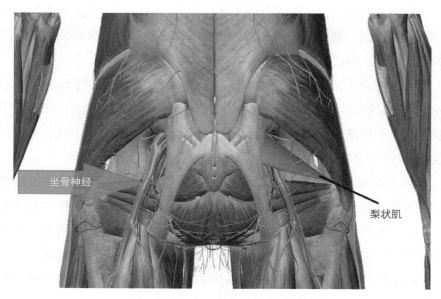

图7-4　梨状肌与坐骨神经关系示意图

腰椎间盘为什么会突出

　　腰椎间盘位于两个椎体之间，起着减震、增加腰椎活动度等作用。椎间盘的结构：上下是软骨板，四周是3层的纤维环，里面是冻胶状的髓核。纤维环长期受到不稳定的应力的影响，容易出现裂缝，裂缝越来越大，髓核就会顺着裂缝向外溢出，这样就形成椎间盘突出（图7–5），突出后的椎间盘刺激神经，就会产生腰腿痛的症状。

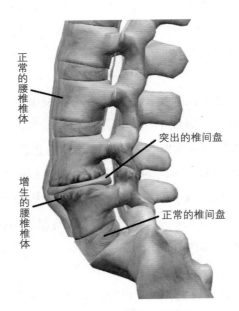

正常的腰椎椎体

突出的椎间盘

增生的腰椎椎体

正常的椎间盘

图7–5　腰椎间盘突出示意图

　　总的来说，腰椎间盘突出与不正确受力、外伤、过度负重、椎间盘的退行性改变、维持腰椎稳定的肌肉功能紊乱、维持腰椎稳定的神经系统紊乱有关，合理的锻炼对于腰椎间盘突出的康复非常重要。

急性腰痛的特点及处理

腰痛的原因很多，特别是引起急性腰痛的原因，有的是腰的问题引发的疼痛，有的则是其他的问题引发的疼痛，一般不要自行处理，需找专业人士确诊后，再做针对性处理。常见引起急性腰痛的疾病有以下几个。

急性腰扭伤　急性腰扭伤的病因主要为机械性外力损害，如搬提重物、扭转腰部，或长时间坐位，操作振动性工具等。损害部位以腰部软组织为主，如肌肉、筋膜、韧带、关节囊，还包括椎间关节及骶髂关节的损伤。不建议长时间卧床，应尽量缩短卧床时间，及早进行康复锻炼对急性腰痛的康复更有益。此外，可以配合药物内服外敷、推拿手法等非手术疗法治疗，一般疗效明显。

腰椎间盘突出　腰椎间盘突出急性发作时，典型的症状是腰痛合并下肢放射痛，结合临床表现、影像学检查、体格检查就可以确诊。90%的患者可以通过非手术疗法得到缓解或痊愈，少数患者需要手术治疗。

腹主动脉夹层动脉瘤　不同的病变部位及累及范围表现出不同的症状和体征，临床表现多样化，以急性、持续、剧烈的胸痛较为常见，偶有颈、颌或腰腹部疼痛。腹主动脉夹层动脉瘤导致腰痛的原因可能与脊髓缺血损伤、主动脉张力变化刺激动脉内外膜末梢神经有关。此病为危急重症，应到心血管内科、外科就诊。

泌尿系统疾病　急性肾盂肾炎、尿路结石可以引起急性腰痛。

腹膜后肿瘤　转移癌侵袭了位于腹后壁的腰大肌，导致了腰神经干受累，出现了神经下刺激征，从而出现腰痛的症状。

骨癌　如果夜深人静之际，突然从梦中痛醒，这样的腰痛需要提防是否是骨癌，所以一定要到医院就诊。骨癌可以是原发性的，也可以是转移性的。这种疼痛的特点是静止痛，越安静疼痛越剧烈，活动后疼痛反而减轻。骨癌导致的腰痛不同于腰肌劳损等导致的腰痛，在疼痛处按摩敲击反而会加重疼痛。所以疼痛没有明确诊断前，最好不要盲目地进行按摩。

慢性腰痛的特点及处理

　　慢性腰痛是许多疾病的常见症状和共有症状。从理论上讲，任何影响腰椎结构和功能的病变，均有可能引起腰痛。这也从另一个侧面反映出，引起慢性腰痛的原因很多，致病机制也极其复杂。但越来越多的基础和临床医学研究发现，慢性腰痛均在很大程度上与维持腰椎稳定的肌肉功能状态之间有着互为因果的关系。慢性腰痛的发病与腰部过度的、不正确的使用有关，尤其长期弯腰、久坐对腰部的损害最大。常见引起慢性腰痛的疾病有以下几个。

　　腰部肌肉的慢性损伤　日常生活中，许多人长期从事高负荷工作（会计、IT产业、学生、汽车司机等），又缺乏锻炼，日积月累会引起腰椎椎管外慢性软组织损伤，其损伤的主要原因是静态负荷或反复用力。患者大都抱怨损伤部位酸痛、肌肉僵硬发紧、活动障碍及局部肌肉的压痛。腰部肌肉的慢性损伤可以通过非手术疗法和合理的锻炼得到缓解和治愈。

　　盘源性腰痛　椎间盘内各种疾病（如退行性改变、终板损伤等）刺激椎间盘内疼痛感受器所引起的功能丧失的腰痛，不伴随神经根性症状，无神经或节段过度活动的影像学证据。盘源性腰痛的典型症状是腰部中线区域疼痛，为非放射性牵涉痛，涉及的部位通常有腰部、臀部、大腿外侧，一般位于膝关节以上。有些患者伴有的腿痛在大腿外侧，一般位于膝关节以上。有些患者伴有的腿痛位置不明确，常诉臀部或下肢有沉重感或下坠感，疼痛区域缺乏典型的神经分布特点，患者长距离行走或久坐后症状加重，卧位休息后常不能立刻缓解。大部分的盘源性腰痛的患者可以通过非手术疗法得到缓解或治愈，少部分患者需要手术治疗。

　　慢性盆腔炎　妇女的盆腔有炎症也会诱发腰痛，与此同时，还会伴有下腹坠胀、阴道分泌物增多等症状。

　　骨质疏松　多发生于绝经后的妇女或老年人，有易患骨质疏松的危险因素，如种族、生活习惯、运动减少、吸烟、酗酒、长期摄入咖啡因等。临床表现：①有不明原因的突然发生的局限性或较广泛的背痛；②有骨折或骨折史，无明显外伤史或仅有轻微外伤史；③绝经后身高明显下降或有驼背。应尽量减少导致骨质疏松的危险因素，避免长期大量饮酒、吸烟、过量饮用咖啡或浓茶等。物理疗法、运动疗法对所有骨质疏松患者都是必需的。系统、合理地用药可以增加骨密度、减轻骨痛、降低骨折发生率。

强直性脊柱炎　强直性脊柱炎是一种主要侵犯脊柱，并可不同程度累及骶髂关节和周围关节的慢性进行性疾病。其特点为颈段、腰段、胸段脊柱和韧带，以及骶髂关节的炎症和骨化，髋关节常常受累，其他周围关节也可出现炎症。病起时多表现为不明原因的下腰痛及腰部出现僵硬感。强直性脊柱炎以内科治疗为主，平时加强物理疗法及功能训练，可防止畸形产生。

腰腹部锻炼的要点

大部分慢性腰痛与腰椎节段的稳定下降有关，腰椎节段不稳会引发腰背疼痛、椎间盘或韧带变形，以及腰骶神经受损。

负责维持脊椎的动作和稳定性的肌肉群被称为"核心肌群"（core muscles），主要指骨盆和躯干周围的肌肉。根据功能和属性，核心肌群可分为两大群：第一群为深层核心肌群，又称"局部稳定性肌肉"。腰椎最重要的稳定性肌肉是腹横肌和多裂肌，另外包括部分的腹内斜肌及腰方肌。第二群为表浅核心肌群，又称"整体稳定性肌群"，主要包括腹直肌、腹内斜肌、腹外斜肌、竖脊肌、横膈肌、骨盆底肌、腰方肌及臀部肌群等。这些肌肉通常跨越多个腰椎节段，收缩时，可以控制脊椎的动作方向，并产生较大的力矩，因此可借此对抗平衡冲击于脊椎的外力，从而维持脊椎在运动中的稳定性，与腰部躯干的整体活动有关。

研究表明：神经控制系统能预测肢体运动时所产生的应力，并预先激活相关稳定肌的活动，以确保腰椎的稳定性，而康复训练能有效增强神经控制系统的功能，从而对慢性腰痛患者的功能恢复有重要作用。

腰椎稳定性训练主要有3种：①脊柱活动度训练；②躯干肌肌肉训练；③神经肌肉功能控制训练。

第八章 骨盆：脊柱的基底座

骨盆也是腰痛之源

见过不少说腰痛的人，一检查发现，其实是骨盆出了问题。还有一些腰椎间盘突出的患者，经检查分析，骨盆问题也是始作俑者。更有由妇科转介过来的患者，自诉"盆腔炎"，经检查后发现，症结在于骨盆。所以，骨盆也是腰痛之源。骨盆能引起如此多的问题，与其结构和生物力学特性有关。

骨盆的结构

人取坐位时，骨盆（图 8-1）像基底座那样承托着脊柱和腹部，连接脊柱和下肢，支撑体重。骨盆由左右髋骨、骶骨和尾骨借左右骶髂关节、耻骨联合和骶尾联合以及骶棘韧带、骶结节韧带连接成盆状，成为躯干下部的骨性结构。两个对称的髋骨和骶骨借 2 个骶髂关节和前方的耻骨联合连成一体，形成一个骨关节环，称为"骨盆环"。骨盆腔内容纳泌尿、生殖和消化器官以及血管、神经等重要结构。骨盆有保护盆腔内器官及传递重力的作用。

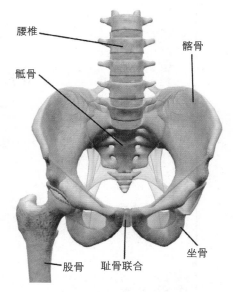

腰椎

髂骨

骶骨

坐骨

股骨 耻骨联合

图 8-1 骨盆结构图

骨盆与腰痛的关系

　　骨盆倾斜可以导致腰痛出现，而导致骨盆倾斜的原因大致有髋关节周围肌肉挛缩、下肢不等长、脊柱外伤，以及其他混合原因。腰椎有问题也会引起骨盆倾斜，常见的有腰椎间盘突出、急性腰扭伤等。

　　在诸多腰臀痛中，值得注意的是骶髂关节痛。因为当腰痛并向下肢放射痛时，人们往往考虑是腰椎问题引起的，通常做法是拍片子。上了一定年龄的人，无论是做 X 线片检查还是 CT 检查，都易发现腰椎的异常，但检查出来的增生或椎间盘突出和症状未必有关联。如果检查仔细一点，会发现骶髂关节处有明显的压痛和深叩击痛，出现这样的情况，首先需要排除强直性脊柱炎或致密性骨炎等骶髂关节疾病。

　　当出现单纯性的骨盆倾斜时，由于受力问题，骨盆上的脊柱会受到侧向的应力，时间一长机体无法代偿，就会出现脊柱侧弯，接下来关节紊乱、肌肉痉挛、椎间盘退行性改变等一系列问题就会找上门来。

认识骨盆旋移综合征

急性损伤、慢性劳损、生理性骨盆韧带松弛等原因，导致骶髂关节错位、腰骶关节错位和耻骨联合移位的统称"骨盆旋移综合征"。这个病听起来比较陌生，但其实是很常见的。

骨盆旋移综合征常见的症状有腰骶痛，表现为"阴阳脚"（双下肢自然伸直，略分开，两脚打开的角度不一样）、"长短脚"（双下肢自然伸直，略合拢，两脚跟不等长），以及两边的髂后上棘摸起来不对称。

选用根据生物力学原理设计的正骨推拿手法能纠正错位的关节，练保健功可防止骨盆旋移综合征的复发。

生产对骨盆的影响

受激素水平的影响，分娩过程中的损伤和产后不良体位及运动损伤，容易造成骶髂关节和耻骨联合周围韧带松弛，导致耻骨联合过度分离，而使骶髂关节半脱位。此外，分娩时，腹直肌和腹外斜肌强烈收缩可牵拉耻骨上附着点，并通过暴力传导方式作用到骶髂关节，使其发生错位。产后骶髂关节韧带劳损松弛是造成产后骶髂关节半脱位的内因，分娩前后作用于骨盆的扭转外力是造成产后骶髂关节半脱位的外因。

生产造成的骨盆损伤，临床表现为骶髂关节部位和耻骨联合处的疼痛。特别是骶髂关节部位的疼痛可沿下肢放射，可伴有麻木、乏力等症状，容易和腰椎间盘突出、梨状肌综合征、臀上皮神经损伤和腰椎管狭窄症等混淆。因为部分腰神经丛和骶神经丛紧贴骶髂关节前面通过，所以当骶髂关节半脱位时，关节囊和其周围韧带炎症就会刺激附近的神经而出现相应症状。

手法复位是针对产后骶髂关节半脱位有效的治疗方法。手法能改善肌肉组织力学特性，促进软组织修复，加强骶髂关节的稳定性。另外，加强腰臀部肌肉的锻炼，也有助于预防和恢复产后骶髂关节半脱位。

跷二郎腿对骨盆稳定性的影响

在对一些腰痛患者诊治的过程中，常常发现他们符合骨盆旋移综合征的诊断，经过仔细询问，会发现他们都有跷二郎腿的习惯。我一般会劝说他们放弃跷二郎腿，因为跷二郎腿会损害我们的骨盆和脊柱。

人在跷二郎腿时，脊柱必然处于倾斜的状态，一方面，骨盆处于扭转状态，跷二郎腿一侧的骶髂关节会受到一个牵拉开的力；另一方面，腰臀部的肌肉处于两侧不对称的紧张收缩状态，长期保持这样的姿势，会导致腰臀部肌肉、韧带的慢性损伤，进而影响骶髂关节的稳定。

总之，摒弃不良的坐姿，才会有健康的骨盆和脊柱。

第九章 髋关节：众多肌肉包绕的部位

髋关节很有特点

无疑，观看艺术体操表演是一种美的享受。欣赏之余，很佩服那些运动员，脚一下子抬得比自己的头还高，与此同时，还可以做其他动作，好像两个胯部没有关节似的，怎么动都可以。艺术体操运动员可以做这些高难动作除了与他们的柔韧性有关外，还与髋关节的结构（图9-1）特点有关。

髋关节就是俗称的胯部，髋关节通过骨盆上接脊柱，下连下肢，是全身最大的关节。髋关节是下肢诸关节中最重要的关节，也是全身负荷体重最多、受力最重的关节。在完成站立和负荷体重的同时，还在走、跑、坐、蹲等运动中起关键作用，所以髋关节的特点是稳定、灵活、承受重力。

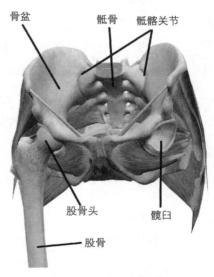

骨盆　骶骨　骶髂关节

股骨头　髋臼

股骨

图 9-1 髋关节结构图

髋关节的基本结构

髋关节由髋臼、股骨头构成。涉及髋部的骨骼还包括股骨颈及股骨粗隆间部分。髋关节比较深，在周围有丰富的肌肉包绕，这些肌肉大多起自骨盆，向下止于股骨、胫腓骨近端，对髋关节的稳定和活动起着重要作用。髋关节是全身最大的杵臼关节，呈球形，可以做三轴运动，即屈伸、收展、内外旋。参与髋关节运动的主要肌肉有髂腰肌、臀大肌、臀中肌、臀小肌、大收肌、长收肌、耻骨肌、短收肌、股薄肌、阔筋膜张肌、梨状肌、上孖肌、下孖肌、闭孔内肌、闭孔外肌、股方肌等。可见，髋关节被众多肌肉包绕，稳定性好，所以髋关节一般不容易脱位。

不能跷二郎腿的人

生活中很多人都有跷二郎腿的习惯，尤其是女性。可能一些礼仪课也会教导女学员在坐的时候不要叉开腿，要把一条腿搭在另一条腿的膝盖上，两腿交叉成"V"字形才够优雅。这样的坐姿看起来或许彰显了优雅，但从我的专业角度来看，跷二郎腿对身体绝对是有害的。

1. 跷二郎腿会引起骨盆、脊柱变形，引起腰背痛。

2. 跷二郎腿会引起下肢静脉曲张。

3. 跷二郎腿会影响精子生成。

4. 跷二郎腿会加重前列腺疾病。

5. 跷二郎腿会引起阴道炎等妇科疾病。

6. 跷二郎腿会诱发心脑血管疾病。

虽然跷二郎腿有如此多的害处，但有部分人想跷也跷不起来，这是为什么呢？正常人一般都可以完成跷二郎腿这套动作，跟医学上做"4"字测试法差不多。如果不能完成跷二郎腿这套动作，则要考虑骨头是否有问题，如股骨头坏死、股骨颈骨折、髋关节肿瘤等；还要考虑髋关节或骶髂关节是否有问题，如单纯性骶髂关节炎、强直性脊柱炎等。当然，这部分情况是很少见的，大多数是髋关节的外周软组织引起的，如臀部肌内注射过多引起的注射性臀大肌挛缩综合征；小孩子的话，则考虑一过性滑膜炎、髋关节滑囊炎等。

会弹响的髋

髋关节跟其他关节一样，正常活动时不应该有响声，如果进行正常的髋关节屈伸活动时听到或感觉到有响声，就说明有问题了。髋关节弹响又称"弹响髋"或"阔筋膜紧张症"，一般由关节内或关节外的原因导致。

髋关节内弹响很少见，一般有两种情况。一种见于儿童，由于股骨头在髋臼的后上方边缘发生轻度自发性移位，造成大腿的屈曲和内收而发生弹响，最后可变为习惯性弹响。另一种见于成人，由于髂股韧带呈条索状增厚，在髋关节过伸尤其是外旋时与股骨头摩擦而产生响声，程度不定。髋关节内弹响需要专业医生处理才能解决问题。

髋关节外弹响较为常见，主要是由于髂胫束的后缘或臀大肌肌腱部的前缘增厚，髋关节屈曲、内收或内旋活动时上述增厚的组织滑过大粗隆的突起而产生响声，同时可摸到和见到一条粗而紧的纤维带在大粗隆上滑过；外伤或臀部肌内注射史可以导致上述情况的出现。一般不痛或只有轻度的疼痛。此类型的弹响在专业医生的处理或指导下可以得到缓解或解决。

一个简单的方法可以鉴别关节内、外原因引起的髋关节弹响：两脚并列站立，两手自然放在身体两旁，往上摸到突起的股骨大转子后停留在此处，然后下蹲，看在下蹲的过程中能否感觉到手中有弹响感。如果有弹响，且手中有弹响感，那是因为髋关节屈伸活动时，增厚的纤维束带在股骨大转子上方滑过而产生的响声，说明是关节外的原因引起的；如果有弹响，但手中没有弹响感，则关节内的原因引起的可能性大。

髋部也会影响坐骨神经

不止一个患者表示，他有坐骨神经痛应该是腰椎间盘突出了。对于这个说法，我只能反复校正：有坐骨神经痛不代表有腰椎间盘突出，有腰椎间盘突出不一定有坐骨神经痛，两者的关系不是必然画等号的。至于是什么导致的坐骨神经痛，需要将体格检查、影像学检查、临床表现三者结合起来分析，才有可能找出致病的原因，并予以解决。

在引起坐骨神经痛的诸多原因中，髋关节的肌肉有问题是导致坐骨神经痛的原因之一。

解剖学知识告诉我们，坐骨神经是从腰椎发出，经过坐骨大孔穿越梨状肌后往下分布支配下肢的。所以，梨状肌有问题自然会刺激坐骨神经而出现疼痛，这种情况在医学上叫作"梨状肌综合征"。梨状肌综合征表现为患者自觉臀部深处的酸胀痛，重者呈"刀割样""跳脓样"剧痛，疼痛常放射至大腿后外侧、小腿外侧。如做咳嗽等使腹压增高的动作，则会出现下肢的放电样窜痛。慢性发作时，上述症状较轻，有间歇性跛行，蹲下休息时症状可缓解。出现这个问题时，经过专业人员的治疗或指导，恢复应该不是难事，加强锻炼有助于预防复发。

膝关节疼痛也与髋关节有关

髋关节的问题会引起膝关节疼痛吗？估计很多人会好奇，以为我写错了。我现在告诉你这个知识，髋关节的问题也会引起膝关节疼痛。这就是为什么不少人以为自己是膝关节增生、膝关节炎引起的膝关节疼痛，四处求诊而无效的原因。

为什么会这样呢？因为人的构造很复杂，很多时候，感觉有问题的地方不一定就是引起疼痛的部位。这种膝关节疼痛一般是在膝关节内侧附近，但检查的时候往往找不到明显的压痛点，从这一点就可以鉴别出膝关节疼痛是膝关节引起的，还是别的因素引起的。当髋关节有问题刺激到闭孔神经（图9-2）的时候，就可以引起膝关节内侧有疼痛的感觉出现。当感觉到膝关节疼痛，但又找不到压痛点时，往上在髋部检查往往会有所发现。

治疗这种疼痛，解除刺激闭孔神经的诱发因素是关键。

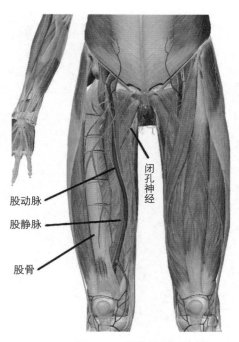

图 9-2　闭孔神经示意图

第十章　膝关节：全身最复杂的关节

膝关节伤病很常见

膝关节伤病是导致运动员运动生涯结束的常见原因之一，也是导致很多老年人活动能力受限、下降的重要原因。中国运动员常秉持"轻伤不下火线"的原则，只要有重要比赛或任务，即便有伤病也要上，所以，中国的青少年比赛成绩一般都很好，成年后比赛成绩就不行了，这与对伤病的处理不无关系。老年人到了一定年纪很多都有腿痛，大部分人都是先自己治，搽搽药油或用偏方弄一弄，实在不行再到医院。其实，疼痛就是身体发出的一个讯号，通知我们身体出了问题，希望我们及时处理。所以，我们要了解一些有关节膝关节的基本知识，才能预防膝关节伤病的发生和发展。

膝关节的结构特点

膝关节是全身结构最复杂、所受杠杆作用力最强的一个关节。它虽为屈戌关节，但其运动是三维的。膝关节的屈伸和旋转是主动运动，而内、外翻是被动运动。其运动范围虽不及肩关节、髋关节广泛，却具有更为精确、复杂的装置。

膝关节是由骨骼、软组织、软骨组成的一个特别的关节，是下肢诸多关节中比较容易受到伤害的关节。

膝关节的骨骼包括股骨下端、胫骨上端、髌骨，这3块骨骼分别组成内侧胫股关节、外侧胫股关节和髌股关节。

膝关节的软组织包括肌肉、韧带、脂肪垫、关节囊、滑膜。

膝关节的软骨包括半月板、软骨。

膝关节的运动特点

膝关节的运动特点是由其构成关节（图10-1）的骨骼形状及韧带的制导作用所决定的。膝关节的运动特点主要在于屈伸运动，膝关节在屈曲位兼有旋转运动，同时还可有很小范围的内外翻的被动运动。膝关节伸膝运动的终末旋转可使膝关节更趋稳定，即膝关节在伸直位的时候是最稳定的；膝关节在屈曲位才存在旋转运动，意味着膝关节在屈曲位活动时是最不稳定的，也是最容易受伤的时候。

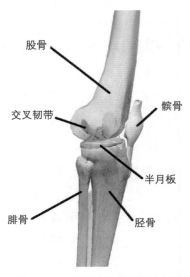

股骨

交叉韧带

髌骨

半月板

腓骨

胫骨

图 10-1　膝关节骨性结构示意图

　　膝关节的伸膝运动主要是靠股四头肌的收缩。股四头肌为大腿最粗大的肌肉，覆盖于大腿前侧、内侧、外侧，故被分为4个部分：股直肌、股内侧肌、股外侧肌及股中间肌，后三者的肌腹不易分开。股四头肌为股神经所支配，是主要的伸膝肌，与髌骨、髌韧带一起统称为"伸膝系统"（图10-2）。在伸膝运动中，最后的伸膝动作主要是由股内侧肌完成，该肌牵拉髌骨向内上运动，以防止髌骨向外滑脱；股直肌除辅助完成伸膝运动外，也有辅助完成屈髋运动的作用。股神经损伤、半月板损伤会导致股四头肌无力、萎缩。

　　腘绳肌为膝关节的主要屈肌。腘绳肌就是大腿后侧的肌群，包括半腱肌、半膜肌及股二头肌，前两者位于内侧，称为"内侧腘绳肌"，后者称为"外侧腘绳肌"（图10-3）。腘绳肌为坐骨神经所支配，半腱肌及半膜肌为坐骨神经之胫神经分支所支配，股二头肌则由坐骨神经的腓总神经所支配。腘绳肌还具有良好的伸髋功能。腰椎间盘突出压迫神经会导致腘绳肌出现无力的症状。

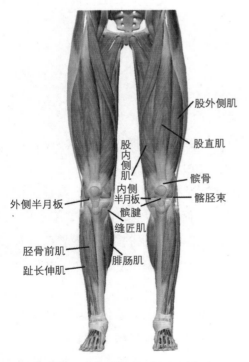

图 10-2　膝关节前侧肌肉示意图

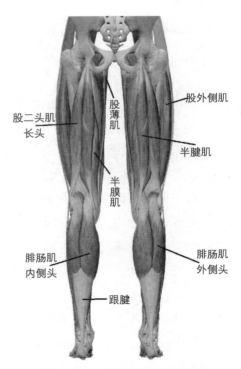

图 10-3　膝关节后侧肌肉示意图

上述的股四头肌、腘绳肌是维持膝关节稳定的动力性稳定因素。

前交叉韧带位于膝关节的里面，其作用是防止膝关节的胫骨超范围向前活动；后交叉韧带的作用是防止膝关节的胫骨超范围向后活动。所以当交叉韧带受损或断裂时，会引起膝关节的不稳定。

膝关节的内侧及外侧副韧带位于膝关节的内侧及外侧，内侧副韧带可防止膝关节外翻，外侧副韧带可防止膝关节内翻。

上述的前及后交叉韧带、内侧及外侧副韧带是维持膝关节稳定的静力性因素。

无论是静力性稳定因素还是动力性稳定因素，当其失去作用时，即会引起不同程度、不同方位的膝关节不稳定，例如骨骼结构异常、髌骨习惯性脱位、膝关节韧带断裂、股四头肌麻痹等，其中最常见、最主要的不稳定因素是韧带断裂。因此，一般所谓膝关节不稳定，主要是指韧带损伤所遗留的或韧带损伤进一步发展而引起的不稳定。膝关节不稳定会导致退行性改变的加快，会加重韧带、半月板、关节软骨的损伤。

膝关节损伤的特点

膝关节的损伤包括骨损伤和软组织损伤。膝关节骨损伤不在本书的讨论之列，本书所涉及的主要是膝关节的软组织损伤引起的慢性疼痛。

韧带损伤在运动员、舞蹈演员、杂技演员等群体中最易发生，其他工作者以及非运动原因造成的韧带损伤也不少见。而且一旦造成膝关节不稳定，其给患者带来的痛苦和不便往往与日俱增。只有少数韧带损伤的患者可进行保守治疗，这里主要指的是韧带的不完全断裂，且不引起急性膝关节不稳定者。

在日常生活中，膝关节的各种运动使半月板不断承受着传导载荷的垂直压力，向周缘移位的水平拉力和旋转时的剪应力。由于年龄、职业和运动情况的不同，半月板在日常生活或运动中受到损伤的机会不同，造成的损伤和特点或类型也各异。年轻人半月板较厚，弹性好，吸收震动力的能力强，因外伤而造成的半月板撕裂多呈纵形；而老年人的半月板因退行性改变而变薄，弹性差，边缘往往有粘连，活动性差，因剪应力引起的水平撕裂或磨损较多。但年轻人的活动量远远超过老年人，因此，半月板损伤的概率又比后者大。

引起年轻人膝痛的常见原因

引起年轻人膝痛的大部分原因都与运动有关，常见的有前后交叉韧带损伤、内外侧副韧带损伤、半月板损伤、脂肪垫损伤、胫骨结节骨骺炎、骨肉瘤等。

前后交叉韧带损伤 本病与外伤有关。一般在膝关节内有积血，做膝关节的 MRI 检查可以确诊。除少数患者因韧带损伤不严重可以进行保守治疗外，大部分患者需要做韧带修补术。

内侧副韧带损伤 本病与外伤有关。膝关节内侧肿胀疼痛，可有关节积血，被动外展小腿可使疼痛加重，膝侧向运动试验阳性，X 线检查可见膝关节内侧间隙明显加宽，MRI 检查可以确诊。除少数患者因韧带损伤不严重可以进行保守治疗外，大部分患者需要做韧带修补术。

外侧副韧带损伤 本病与膝关节内翻有关。腓骨小头附近有疼痛、肿胀、淤血，膝侧向运动试验阳性，X 线检查可见膝关节外侧间隙明显加宽，MRI 检查可以确诊。除少数患者因韧带损伤不严重可以进行保守治疗外，大部分患者需要做韧带修补术。

半月板损伤 急性期，有典型外伤史，关节疼痛明显，不能伸直，全膝肿胀或有积液；慢性期，可有关节弹响、关节绞锁、关节无力、股四头肌萎缩、膝关节间隙有压痛点表现。MRI 检查或关节镜检查可以确诊。

脂肪垫损伤 股四头肌收缩时，位于髌韧带两侧的脂肪垫的内压力随之升高，脂肪垫成为坚硬的实体，充填于股骨髁间前方的空间，以遏制膝关节的过度活动，并吸收震荡。脂肪垫损伤是指脂肪垫因急性损伤或慢性劳损所致的无菌性炎症，主要表现为髌韧带两侧的脂肪垫在伸直位时外观肿胀，有压痛。膝关节活动过多也会导致脂肪垫的慢性损伤。一般通过非手术治疗可以治愈。

胫骨结节骨骺炎　本病多见于运动多的未成年人，主要是因为髌韧带牵拉胫骨结节过多引起的。本病主要表现为膝前下方疼痛，活动后加重；胫骨结节过度凸出，局部有压痛；伸膝抗阻试验疼痛加重。症状轻的，可以不用处理，待成年后自然会痊愈；症状重的，可以通过非手术疗法治愈。

髌腱末端病　本病是肌腱的过度使用性损伤，大部分学者认为与肌腱的反复、过度力学负荷有关。本病多数没有明显的外伤史。对于本病的治疗首先是休息，特别是损伤膝部的调整休息，可以通过非手术疗法治愈。本病的关键在于预防。

骨肉瘤　本病多发于胫骨的上端和股骨的下端，早期局部肿胀不明显，以后逐渐肿大，疼痛特点是自发的强烈疼痛。本病预后不佳。

引起中老年人膝痛的常见原因

老年人膝痛也很常见，其疼痛的特点与年轻人不一样，大部分疼痛与膝关节退行性改变有关。引起老年人膝痛常见的原因有膝关节骨性关节炎、髌骨软化症、痛风性关节炎等。

膝关节骨性关节炎　本病的主要表现为受累关节的疼痛、肿胀、晨僵、关节积液及骨性肥大，可伴有活动时的骨擦音、功能障碍或畸形。X线检查常常会提示有增生、关节间隙变窄的情况。因为疼痛常常会导致大腿的肌肉（股四头肌）萎缩，肌肉萎缩会加重膝关节的退行性改变（图10-4）。治疗以非手术治疗为主，如果关节间隙狭窄严重、疼痛严重导致活动受限明显的，就要考虑做关节置换术。有膝关节骨性关节炎的患者应该避免上下楼梯、爬山、下山等会加重关节受力的运动，因为这样会加重膝关节的损伤，但也要进行一些关节受力不大的膝关节运动，才能保持肌肉的力量，避免加重膝关节的退行性改变。

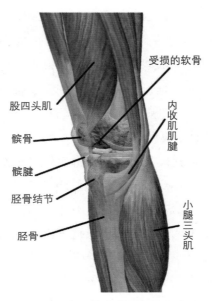

股四头肌

受损的软骨

髌骨

内收肌肌肌腱

髌腱

胫骨结节

胫骨

小腿三头肌

图 10-4　膝关节退行性改变示意图

髌骨软化症　本病是引起膝前疼痛的常见原因之一，主要是由于髌股关节顺列的生物力学之间的紊乱关系，髌股关节面软骨水肿、软化，进一步碎裂，使脱落的软骨下骨外露、硬化。本病主要表现为上下楼梯疼痛及半蹲位膝部疼痛加重，髌下脂肪垫压痛，髌骨摩擦试验阳性，或有"软腿"或"假绞锁征"现象。一般通过临床表现和 MRI 检查就可以确诊，非手术治疗有效。本病患者应该避免半蹲的姿势，以免加重髌骨软骨的损伤。

痛风性关节炎　本病主要是由嘌呤代谢异常导致，常见的嘌呤代谢异常有内源性、外源性。内源性是自身脏器代谢的问题导致的，外源性是摄入嘌呤含量高的食物导致的。

痛风性关节炎通常分为 3 期：

急性关节炎期：发病前，可无任何征兆。诱发因素有暴食饮酒、过度疲劳、紧张、关节局部损伤、手术、受冷受潮等。常在夜间急性发作的单侧关节炎通常是痛风的首发症状，表现为在夜间受累关节突发剧痛，可因剧痛而惊醒，进行性加重，剧痛如刀割样或咬噬样，疼痛常于 24~48 h 达到高峰。

间歇期：急性关节炎发作缓解后，一般无明显后遗症状，有时仅有发作部位皮肤色素加深，呈暗红色或紫红色，脱屑、发痒，所以也被称为"无症状间歇期"。多数患者在初次发作后出现 1~2 年的间歇期，但间歇期的长短差异很大，随着病情的进展间歇期逐渐缩短。如果不进行防治，每年的发作次数会增多，症状持续时间会延长，以致不能完全缓解，且受累关节增多，少数患者还会累及骶髂关节、胸锁关节或颈椎等部位，甚至累及关节周围滑囊、肌腱、腱鞘等，症状渐趋不典型。

慢性关节炎期：尿酸盐反复沉积使局部组织发生慢性异物样反应，沉积物周围被单核细胞、上皮细胞、巨噬细胞包绕，纤维组织增生形成结节，此结节被称为"痛风石"。痛风石多在起病 10 年后出现，是病程进入慢性关节炎期的标志，可见于关节内、关节周围、皮下组织及内脏器官等。痛风石典型发生部位在耳郭，也常见于足趾、手指、腕、踝、肘等关节周围，隆起于皮下，外观为芝麻大到鸡蛋大的黄白色赘生物，表面菲薄，破溃后排出白色粉末状物质或糊状物，经久不愈，但较少继发感染。当痛风石发生于关节内，可造成关节软骨及骨质的侵蚀破坏、增生、关节周围组织纤维化，出现持续关节肿痛、强直、畸形，甚至骨折。

痛风性关节炎的诊断主要依靠临床表现、血尿酸水平、查找尿酸盐结晶和影像学检查。

痛风性关节炎的预防重在治疗导致嘌呤代谢异常的原发病，避免摄入过多嘌呤含量高的食物，进食碱性食品或药物有助于尿酸的排泄。

第十一章　踝关节：灵活脚步的承载者

踝关节是人体承重最大的关节

学生时代，我比较喜欢打篮球，不可避免地会有一些肢体损伤，其中，踝关节扭伤是比较常见的。踝关节扭伤后，又痛又肿，走路只能一瘸一拐的。从医后，我接诊过很多陈旧性踝关节扭伤的患者，他们一般已治疗过一段时间，但效果不好，仔细询问发现，还是跟缺乏急性创伤的早期处理知识有一定关系。

踝关节是人体承重最大的关节。站立行走时，全身重量均落在踝关节上，日常生活中的行走和跳跃等活动主要依靠踝关节的背伸、跖屈运动。踝关节的稳定性与灵活性十分重要，当发生损伤时，如果治疗不符合踝关节的功能解剖特点，会对踝关节的功能造成严重影响，从而影响日常的生活、工作。

踝关节的基本知识

踝关节是由骨性结构和韧带结构组成的，其稳定性也是由骨与韧带系统共同支撑的。踝关节的骨性结构由胫骨、腓骨远端和距骨组成。踝关节的韧带（图 11-1）主要包括 2 个韧带复合体，分别为下胫腓韧带复合体及内外侧副韧带系统，下胫腓韧带复合体使胫骨、腓骨远端紧密联合在一起。

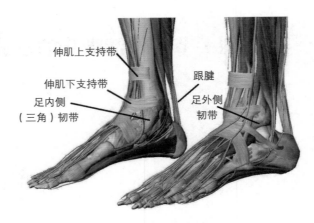

伸肌上支持带
伸肌下支持带
足内侧
（三角）韧带
跟腱
足外侧
韧带

图 11-1　踝关节韧带示意图

正常踝关节屈伸活动范围为 60°~70°，其中背伸活动约为 20°，跖屈活动为 40°~50°，正常踝关节受力的峰值约为体重的 4 倍。

踝关节侧副韧带损伤的特点及处理

踝关节侧副韧带是维持踝关节稳定的重要结构，其损伤在临床上非常多见，发生率在关节韧带损伤中居第一位，但迄今尚未受到足够的重视。事实上，踝关节侧副韧带损伤治疗不当可造成踝关节不稳定，容易反复扭伤，久而久之可继发关节粘连或创伤性关节炎，造成踝关节功能障碍（图 11-2）。踝关节侧副韧带损伤可分为轻微韧带损伤（Ⅰ型损伤）、不完全韧带损伤（Ⅱ型损伤）及一条或多条韧带完全断裂（Ⅲ型损伤）3 类。其中，不完全韧带损伤常可严重破坏踝关节的稳定性，出现踝关节脱位。

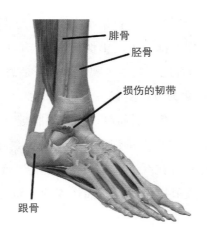

腓骨

胫骨

损伤的韧带

跟骨

图 11-2　踝关节外侧韧带损伤示意图

急性期的处理（损伤 24 h 内）：当活动或运动不慎致踝关节出现疼痛时，首先要制动，就是不要活动踝关节，然后尽量抬高受伤的肢体。如果有明显的压痛点或疼痛点，先用冰敷，切忌用手揉搓，这样可以避免进一步加重损伤；如果损伤后疼痛剧烈，要注意合并骨折的可能性。如果有骨折，应按照骨折处理方法治疗。睡觉时，要抬高患肢，最好高于心脏的平面，以促进消肿。

急性期过后（损伤 24~36 h 后）：应及早进行适当的踝关节的活动，如活动脚趾、做踝泵运动等，但是不要刺激、牵拉损伤的韧带。

恢复期（损伤 2 周后）：应进行踝关节周围肌肉的锻炼，防止踝关节出现不稳定。

跚趾麻痹不一定是由腰椎间盘突出引起的

我见过不少患者，自诉足部的大跚趾麻痹，去别的医院就诊，大多按照腰椎间盘突出来治疗，结果效果不好。患者很郁闷，医生很头痛，影像学显示是腰椎间盘突出，脚有麻痹，应该符合腰 4、腰 5 椎间盘突出的诊断，为何治疗效果不好呢？难道一定要手术治疗？

我诊疗患者的顺序一般是先问清状况，包括起因、治疗过程，然后给患者做体格检查，最后结合影像学资料来考虑诊断，诊断清楚了，再考虑用针对性的治疗方案。我发现有部分人的影像学资料与他的临床表现不符时，就要考虑是不是别的疾病引起的。其中，踝管综合征是需要考虑的疾病之一。

踝管（图 11-3）是踝关节内侧有一坚韧的韧带，由屈肌支持带、距骨和跟骨的内侧面构成，其中含有胫后肌腱、趾长屈肌腱、胫后动脉、胫后静脉、胫后神经和屈𧿹长肌腱。屈肌支持带的深面有几条纤维隔连在跟骨骨膜上，踝管内的血管神经束就附着在纤维壁上并相对固定。正常情况下，肌腱、血管、神经各有通道，踝关节扭伤后容易损伤踝管，而发生神经、血管受压的征象。

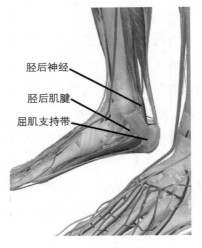

胫后神经
胫后肌腱
屈肌支持带

图 11-3　踝管示意图

痛风性关节炎对踝关节的影响

有人自觉踝关节扭伤，之后疼痛、肿胀总是不好，这时应该警惕是否是痛风性关节炎发作了。关于痛风性关节炎的详细介绍，请查看本书的相关章节。

第十二章 足部：坚定步伐的执行者

行走靠足

行走是人类最基本、最简单的运动形式之一。人在行走时，足部所承受的地面反作用力达到体重的 1.5 倍；人在跑步时，足部所承受的地面反作用力更是达到体重的 3~4 倍。

足部的结构

足是由 26 块骨骼，以及肌肉、韧带、神经和血管等构成的一个统一体。为满足各种不同的生理要求，足部结构有时会呈紧绷状态，有时会呈松弛状态，而在正常的步态行走中则介乎上述两种情况之间。在足本身的结构中，之所以有各种各样的活动，是由于人类赖以活动的地面情况千变万化及足部关节结构的特殊性之故。从足的生长过程观察得知，在儿童时期足的生长总是比肢体发育快，而更早接近于成年时的长度。骨与关节、筋膜、关节囊、韧带等构成了足弓的静态稳定因素，胫后肌腱、足内在肌等构成了足弓的动态稳定因素。足的稳定因素又包括韧带结构和骨性因素 2 个方面。

正常足弓（图 12-1）既具有柔性，以便在足着地时适应不同的路面；又具有坚韧性和弹性，以便在足离开地面时具有一定的弹推力。正常足弓可使载荷由弓顶分散到前足及后足，并有减轻震荡等作用。

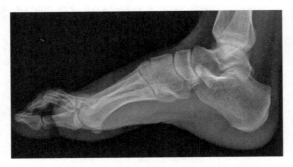

图 12-1　正常足弓 X 线片

影响步态的扁平足

扁平足又名"平足"（图 12-2），是某些原因导致足骨的形态发生异常、肌肉萎缩、韧带挛缩，或是因慢性劳损造成足纵弓塌陷或弹性消失而引起的一种骨病。扁平足的形成有先天性原因和后天性原因。如患有扁平足的夫妻，其子女发生扁平足的概率就比较大。处于生长发育中的儿童若营养摄入量不足、休息不够或是站立行走过久，也可使其足部的肌肉和韧带发生劳损，最终导致扁平足的发生。

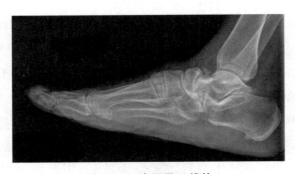

图 12-2　扁平足 X 线片

人体的足部除了足趾外，还有 12 块跗骨，足弓就是由这些跗骨及足底的韧带、肌腱等具有弹性和收缩力的组织构成的。足弓像一座前宽后窄的微型拱桥，宽的一边支撑在姆趾和小趾的后方，窄的一边支撑在足跟。一般情况下，足弓具有一定的弹性，当人体的重量传递到足弓时，足弓就会按照相应的比例将其分配到 3 个支撑点上。这时，支撑足弓的 3 个支撑点就会发生轻微的变形，可吸收震荡，从而起到保护脑、脊髓及胸、腹腔器官的作用。此外，当人们在高低不平的地面上行走时，向上凹陷的足弓穹窿还能牢牢地将地面抓住，以保证身体的重心平稳。

各种维持足部稳定因素的损伤和丧失均可导致足弓维持作用的减弱，并进一步造成其他结构的损伤，最终导致扁平足。其中，胫后肌腱功能不全是重要因素。

有扁平足的人若是在双足缺乏弹性的情况下长时间站立或行走，腿部便会出现酸胀感，同时，双足的弹跳力和负重能力也会变差，严重者甚至可发生水肿。一般情况下，塌陷的足弓会压迫其周围的血管和神经，从而可导致足底出现麻木和疼痛等症状。随着年龄的增长，这类人还易发生创伤性关节炎及腰椎间盘突出等疾病，这些疾病均可导致关节间隙狭窄，并加重足部疼痛，以致影响人们正常的站立和行走。

如何预防扁平足

想要预防扁平足，我们应从避免过久地站立和行走做起。同时，为保证足部的舒适，要选择宽松、合脚、鞋跟宽而不高、鞋帮松软及鞋腰稍窄的鞋子。此外，当你感到足部疲劳的时候，要及时休息，或者通过热水泡脚等方法来缓解疲劳。需要注意的是，扁平足患者的子女及早期出现扁平足的儿童，在锻炼其足部肌肉的同时，可通过生物力学鞋垫矫正的方法来改善症状。

跟痛症的特点和处理

跟痛症多发于 40~60 岁的中老年人，晨起或休息后走路时出现足跟痛，稍后缓解，行走时间长时还会出现疼痛。体格检查可触及跟痛症的压痛点。若因脂肪垫萎缩引起，压痛点在足跟负重区偏内侧，有时可触及皮下的脂肪纤维块；若因跖筋膜炎引起，则压痛点局限于跟骨大结节的跖筋膜；若因足跟滑囊炎引起，则压痛点局限于足跟内侧结节下，此种情况局部无红肿。X 线检查常可发现有跟骨增生（图 12-3），但跟骨增生往往与跟部疼痛无关。

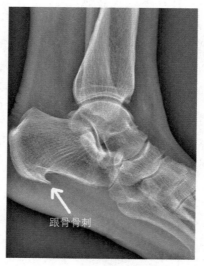

跟骨骨刺

图 12-3 跟骨骨刺 X 线片

大部分患者采用非手术疗法可以获得痊愈，极少数需要手术治疗。

跟腱滑囊炎的特点和处理

跟腱滑囊炎主要表现为跟腱在跟骨止点周围肿胀、疼痛，运动员多见，在运动医学上称为"跟腱止点末端病"。本病的发生与生活或职业劳动中慢性损伤有密切关系。跟腱滑囊因为慢性损伤发生炎症，囊腔积液发生吸收障碍，致使囊腔内的张力增加而产生疼痛和水肿。经常反复发作的，需要注意是否患有风湿性疾病，因为很多风湿性疾病会导致肌腱炎的反复发生。

本病采用非手术疗法可以痊愈，在鞋子的局部垫棉垫以减少对跟腱的牵拉和摩擦，有助于减少复发。

第十三章 脊椎相关疾病

很多疑难杂症与脊柱有关

我经常会遇到其他科介绍过来的"疑难杂症"。相关的专科检查未发现问题，但症状长期存在，实在没办法，抱着试试看的心理都会介绍患者到我这里就诊。有时跟同事谈笑时，他们都戏称："你们都可以开疑难杂症专科了！"其实大部分同事口中的"疑难杂症"都是由脊椎引起的，我们行内统称为"脊椎相关疾病"。

脊椎相关疾病是指因脊椎区周围软组织受损伤或退行性改变，造成脊椎失去稳定性，在一定诱因条件的作用下，发生椎间关节移位、脊椎变形、椎间盘改变、韧带钙化或骨质增生等，直接或间接地对脊神经根、椎动（静）脉、脊髓或交感和副交感神经等信息（网络）通道产生刺激或压迫，导致生物信息传递或调制整合功能紊乱，从而引起所支配的脏器出现症状（图 13-1）。这里要强调的是，这些内脏或其他器官出现症状后，必须经专科检查排除器质性病变，即脏器本身没有病变，同时在脊椎区能找到软组织病灶点（如压痛、结节、条索等）或关节微小移位甚至脊椎侧弯等，具备以上两点，才属我们所说的脊椎相关疾病范畴。

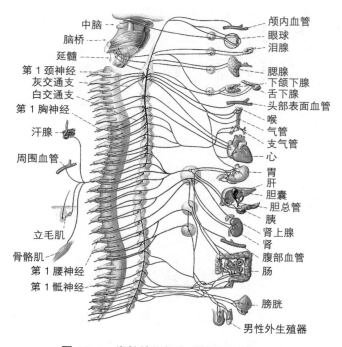

中脑
脑桥
延髓
第 1 颈神经
灰交通支
白交通支
第 1 胸神经
汗腺
周围血管
立毛肌
骨骼肌
第 1 腰神经
第 1 骶神经

颅内血管
眼球
泪腺
腮腺
下颌下腺
舌下腺
头部表面血管
喉
气管
支气管
心
胃
肝
胆囊
胆总管
胰
肾上腺
肾
腹部血管
肠
膀胱
男性外生殖器

图 13-1　脊柱神经与内脏关系示意图

下面为大家介绍一些我所遇到的经典的"疑难杂症"，以便大家进一步了解脊椎相关疾病。

颈椎病导致的头晕、失眠

某女性患者，35 岁，外企白领。2 个月前驾车时与前车相撞，头部撞到方向盘，伤后被当地医院按"脑震荡"治疗未见效，眩晕、颈痛、视物模糊、恶心、入睡困难等症状反复出现。经检查，该患者颈轴稍侧弯，第 1、第 2 颈椎横突不对称，第 2 颈椎棘突偏右，压痛以枕下部明显，头部活动受限。X 线片显示：环齿侧间隙及环枢间隙不等宽，第 2 颈椎棘突偏右。考虑患者头晕、失眠等症状是车祸导致的颈椎关节紊乱，所以给予整脊疗法等物理疗法。经治疗症状消失，这名女白领又可以在职场上全力打拼了。

这类因颈椎病引起的病例通常可表现为下列症状：

①眩晕：为首发症状，多数在改变体位或转动颈部时诱发。②头痛：呈发作性出现，可持续数分钟或数小时甚至数日，表现为偏头痛或头部发麻。③颈痛：多见于枕下区一侧，以第2颈椎棘突偏向一侧较常见。颈痛者有颈部活动障碍或颈部活动时有摩擦音。④眼部症状：眼前闪光、暗点、视力减退、复视、幻视等。⑤听觉障碍：耳鸣、听力减退甚至耳聋，此类患者易误诊为梅尼埃病。⑥其他表现：记忆力下降、失眠、多梦、食欲不振、二便失调等。此类患者多因查不出内脏器质性病变，而误诊为神经官能症。⑦病程长者可出现以下症状：眉毛、嘴角、耳、肩部高低不一，两侧眼裂、鼻孔大小不一，鼻梁或人中沟偏歪，两侧鼻唇沟长短不一，两侧额纹深浅不一。

颈椎问题引起的抽动秽语综合征

某男性患儿，10岁。皱眉、眨眼、伸舌、弄舌、手舞、站坐不稳、难入睡，有时说秽语半年。缘起一次练习小提琴后出现"落枕"样症状，颈部不适，逐渐出现上述症状，曾到多间医院求医，诊断为"多动症""抽动秽语综合征"。服药治疗效果不明显。后经我院儿科介绍到我科就诊。体格检查显示，头颈四肢无畸形，患儿有眨眼、皱眉、伸舌、坐不稳，颈肌紧张，第1~3颈椎横突不对称、压痛，肩胛内上角压痛，颈部屈伸及旋转受限。X线片显示：环齿侧间隙左右不对称，第2~3、第3~4颈椎后缘连线中断。针对患者的颈椎问题，用手法及其他物理疗法进行治疗，治疗10次，症状消失。但当患儿再次拿起小提琴练习后，又出现皱眉、眨眼症状。继续按前法进行治疗，3次后隔1周巩固治疗1次（加用捏脊法以增强患儿体质），前后共治疗3个月，随访2年无复发。另外，建议患者不要再拉小提琴了。

抽动秽语综合征一直被认为是病因不明的椎体外系疾病，是一种儿童期起病，以头面、肢体或躯干部的多发性肌肉抽动与不自主发声及强迫性症状为特征的疾病，有别于儿童多动症。西医治疗主要以镇静神经类药物为主，不良反应比较大。我们发现相当一部分患儿是因颈椎问题导致出现上述症状，应引起家长的重视。如果发现下列问题，不妨考虑下是否是颈椎的问题：颈部、颜面、五官、躯干、四肢不适，从而引发不自主抽动，常从面部开始，首发表现为挤眼、举眉、努嘴、摇头、耸肩。随着病程的推移，症状逐渐增多而出现伸腿、捶胸、步态异常，部分患儿还会出现异常发声，如咳声、鼾声、喉鸣声等。

眼科医师的烦恼

　　某男性患者，40 岁，是从业 10 余年的眼科医师，因颈背痛 2 年，加重 1 周，并出现眼胀、眼痛、头痛、头晕、视物模糊就诊。无近视史。1 周前，该患者连续 3 天做了多台眼科手术后，出现上述症状。该患者经其同事诊断基本排除眼部疾病。经检查：双侧颈肌紧张，颈曲变直，第 2、第 4、第 5 颈椎横突不对称，棘突偏歪，第 4、第 5 颈椎棘突间可触及条索状滚动物，压痛。X 线片显示：开口位第 2 颈椎棘突偏歪，第 4、第 5 颈椎钩椎关节不对称，颈曲变直。按颈椎病手法复位治疗 2 次后，颈痛、头痛症状减轻，眼睛胀痛、视物模糊消失，继续治疗 5 次后，其他不适症状消失。之后，该患者坚持做颈椎保健操和游泳，至今颈背痛等不适无复发。

　　视物模糊、视力下降、眼花、眼干、眼痛、复视、畏光流泪、眼睑跳动、眼睑下垂等，除了由眼部病变引起外，尚有部分是由颈椎病导致的。此种病因引起的眼部症状通常表现为：①有视物模糊、视力下降、眼花、眼干、眼痛、复视、畏光流泪、眼睑跳动、眼睑下垂、眼胀、斜视、瞳孔不等大、眼球震颤、视野缩小、视野内冒金星等症状。②有颈椎病表现。③体格检查显示，第 1~6 颈椎横突不对称，第 2~7 颈椎棘突偏歪、压痛。颈部活动受限。④X 线检查主要发现寰枢关节存在左右不对称、关节紊乱表现，第 3~7 颈椎棘突可偏歪，可能还有其他关节错位、退行性改变等表现。

挥之不去的咽部异物感

某女性患者，51 岁，因咽部不适 3 个月曾多次就诊于耳鼻喉科，检查均未见异常，服药效果不佳，后转介到我科就诊。现患者时常感到咽部不适，如喉有痰但咳不出，症状时轻时重，并有颈部酸痛感。体格检查：双侧颈背肌肉紧张，颈曲加大，第 3~6 颈椎横突不对称、棘突偏歪，前、中、后斜角肌紧张、压痛，颈部前屈及侧屈受限。考虑颈椎问题导致的咽部症状，给予手法治疗 3 次后症状缓解，再练颈椎保健操以巩固疗效。

咽部异物感是咽部感觉和运动功能紊乱的一种症状，凡咽部及邻近组织器官受损或咽部神经受到各种刺激都可以诱发。这里介绍的是经耳鼻喉专科检查后，排除器质性病变的咽部异物感，因颈源性疾病引起相关咽部不适的表现：如有异物哽住咽喉，吞咽时或感疼痛，或觉喉有异物，咳之不出，吞之不下，有部分中医常说的梅核气患者，也属于这个范畴。

经常被误会的胸闷、胸痛

某男性患者，42 岁，企业经理，因反复左胸痛、胸闷、心悸 3 个月，加重 3 天就诊。患者自 3 个月前开始接触高尔夫球运动后间断出现胸闷、胸痛等不适症状，先后就诊于心内科、呼吸科等专科，均未见明显异常，多次行心电图、心脏彩超等检查未见异常，最后得出可能患"抑郁症"的诊断。患者 3 天前打高尔夫球时，用力击球后再次出现胸痛、胸闷等症状，经朋友介绍就诊于我科。体格检查：双侧肩胛间区肌肉紧张，第 1、第 2、第 3、第 7 胸椎棘突偏歪，棘突旁可触及条索状物，压痛明显。X 线检查示第 1、第 2、第 3、第 7 胸椎棘突不在胸椎棘突连线之上。考虑是颈椎和（或）胸椎错位导致的胸痛。经整脊疗法治疗后症状消失，嘱患者进行飞燕式腰背肌锻炼及在单杠上悬吊，随访半年无复发。

根据疼痛起源，胸痛可分五大类：①胸壁病变。②胸腔脏器疾病，包括心血管系统疾病、呼吸系统疾病、食管疾病、胸腺疾病、纵隔疾病。③肩关节和周围组织疾病。④腹部脏器疾病。⑤其他原因。

颈椎和（或）胸椎错位刺激压迫脊神经或自主神经引起的胸痛，属于现代医学所分的五大类之外的胸痛，如果你有下列表现，不妨考虑一下自己的脊椎：①有胸痛、胸闷表现。②胸部有固定痛点，有局部压痛或轻叩击痛。③触诊：在疼痛部位肋间相应的胸椎棘突偏歪，棘突旁压痛或叩击痛，胸椎活动受限；或第1~6颈椎横突不对称，第2~7颈椎棘突偏歪、压痛，颈部活动受限。④X线检查无呼吸系统疾病，心电图无异常。⑤排除食管疾病导致的疼痛、胸廓出口综合征、带状疱疹等相关疾病。

莫名其妙的心律失常

某女性患者，40岁，教师，因反复颈痛、胸闷、心慌8个月，加重1周就诊。该患者因经常批阅试卷、备课等，长期伏案工作，近1年来反复出现颈痛、胸闷、心慌，到内科治疗，心电图检查显示为期前收缩，诊断为"心律失常"。心脏彩超、冠状动脉造影及相关实验室检查均未见异常。按心律失常服药治疗效果不明显。辗转佛山、广州等地三甲医院心内科，都诊断为"心律失常"，但未发现心脏有明显的器质性病变，药物治疗效果不明显。近1周因教学任务繁重，该患者颈痛、胸闷、心慌的症状加重，来我科就诊。体格检查：双侧颈背肌肉紧张，第2、第3颈椎横突不对称，第2、第3颈椎及第3、第4胸椎棘突偏歪、压痛。X线检查显示：第2、第3颈椎及第3、第4胸椎棘突偏歪，第4、第5颈椎椎间孔变形缩小，第4、第6颈椎前缘明显增生，同水平项韧带钙化。综合考虑，患者可能是颈椎、胸椎疾病所产生的心律失常。按颈椎和胸椎错位手法复位治疗3次后，胸闷、心慌明显减轻；7次治疗后，症状消失；10次治疗后，心电图复查无异常。随访半年无复发。

本案叙述的是由于颈椎、胸椎疾病所产生的心律失常，可有下列表现：①有心慌、头晕、头痛、失眠多梦、颈酸、颈痛、胸闷等表现。②发病者多为青壮年，女性多于男性，有颈背痛史。③触诊检查：颈肌紧张，第2~6颈椎横突不对称，第 2~7 颈椎和（或）第 1~5 胸椎棘突偏歪、压痛，颈部活动受限。④心脏听诊有心律失常，但无病理性杂音。心电图可发现心律失常的图形证据而无心脏器质性改变的图形证据。

与脊椎相关的糖尿病

某男性患者，32 岁，公司经理。因腰背痛、胸闷 9 天就诊，15 个月前诊断有糖尿病。该患者 15 个月前体检发现有糖尿病后，一直服药治疗，此次因连日打保龄球致腰背痛、胸闷来就诊。该患者 5 天前空腹血糖为 11.2 mmol/L。体格检查：右背斜方肌、菱形肌、背阔肌紧张，第 5~8 胸椎棘突偏歪、压痛明显，第 3 腰椎横突有硬结、压痛，上身旋转及前屈受限。X 线检查显示胸椎略侧弯，第 5~8 胸椎棘突偏离脊椎中线，第 3 腰椎横突较长。经整脊疗法等治疗，松解局部软组织损伤后，腰背痛、胸闷症状消失。我曾提示患者，他的脊椎问题可能导致他的血糖异常，建议他监测血糖变化。治疗 1 周后，患者复查空腹血糖为 5.9 mmol/L，此后嘱咐患者停用降糖药，并要求患者每 2~4 周来检查及巩固治疗 1 次，平日坚持锻炼，1 年后复查糖尿病无复发。一次腰背痛治疗，顺便把糖尿病治好了。

其实，这位公司经理的糖尿病是由于胸椎小关节紊乱所致的糖代谢紊乱。下面介绍一点专业知识。

糖尿病是体内胰岛素绝对或相对分泌不足而引起的糖代谢紊乱。胰腺的交感神经发自第 6~10 胸椎脊髓侧角，经腹腔丛，在脾旁分为胃十二指肠支和胰十二指肠支，支配胰腺血管收缩及抑制分泌；副交感神经来自迷走神经背核，经腹腔丛分为脾及胃十二指肠分支，终末节位于内脏附近，支配血管舒张和促进分泌。交感神经在脊椎损害处因椎关节错位，尤其是滑脱式错位，在骨性压迫而损害脊髓及周围神经的同时，可致交感节前纤维发生脱髓鞘的炎症病变，引起自主神经功能失调而致胰岛血液循环障碍及分泌紊乱。交感神经受刺激而兴奋，除直接引起血管收缩外，还可使交感－肾上腺髓质系统的功能增强，肾上腺素与去甲肾上腺素分泌增多，使副交感神经功能相对抑制，而致胰岛素分泌减少；又可使肝糖原分解而血糖升高，从而出现血糖的持续升高。

如果你平常有慢性腰背痛，突然检查发现自己血糖有异常，或者你已经诊断有糖尿病，但吃药控制血糖还是不稳定，就要考虑是不是脊椎问题引起的。

手法能够治好胆汁反流性胃炎吗

某男性患者，香港人，40 岁左右。几年前因车祸后有颈胸背痛，找我看病，治愈后，我们成了朋友。某天，他捂着胃来办公室找我说，我们这里有没有看胆汁反流性胃炎比较好的医生，他在香港做过胃镜检查，确诊为胆汁反流性胃炎，看过西医、中医效果都不明显。我想起他曾有颈胸背的受伤史，于是给他详细检查了颈胸腰段的脊柱，我发现：第 5~8 胸椎棘突向左歪斜，第 5~8 胸椎左侧的小关节可触及明显的条索状压痛物，并且深压痛明显。我把情况和脊柱问题可能带来的影响给他一说，他也觉得有道理，于是接受了相应的手法整脊治疗。1 个月后他高兴地说，整脊手法太神奇了，胃部的不适感觉基本没有了。我跟他说，神奇的不是手法，而是知道什么地方出了问题，采取具有针对性的治疗，才会有效果。该患者经过 10 次治疗后，症状完全消失，随访半年没有复发。

胃的正常生理功能与支配它的副交感神经和交感神经的兴奋性密切相关，当两者处于相对均衡的状态时，胃的生理功能就可以正常发挥；一旦两者的均衡状态遭到破坏，就会因胃动力及腺体分泌功能紊乱而致病。在支配胃的自主神经中，交感神经与脊柱的关系最为密切。第 5~9 胸椎的损伤或炎症，刺激、压迫周围的交感神经，会影响副交感神经与交感神经的均衡状态，导致胃功能紊乱。第 5~9 胸椎的错位，会使椎旁交感神经遭受骨性或筋膜的压迫和牵拉，导致神经兴奋性减弱（副交感神经相对兴奋），胃动力及腺体分泌功能增强，临床表现为胃蠕动亢进甚至胃痉挛，胃酸分泌增多。

通过手法纠正偏歪的椎体，松解痉挛的肌肉，可以使受到刺激的交感神经引起的胃肠功能紊乱得到改善和恢复。

大便不调也与脊柱有关

某男性患者，42 岁，董事长，因腹部不适，腹胀、嗳气，时而便秘，时而腹泻 9 个月就诊。该患者便秘时便量少，表面有黏液；腹泻时，一天 6~7 次，便量少而黏液多。因要应酬，其正餐几乎全在酒楼解决。先后进行了血液检查，大便检查，肝功能、肾功能检查，结肠镜检查等未见明显异常，后经朋友介绍就诊于我科。体格检查：双侧背肌紧张，第 6、第 7 胸椎棘突向后隆起、压痛，第 9~12 胸椎棘突偏左、压痛明显，腰部活动尚可。考虑为胸椎问题引起的大便不调，给予整脊疗法，并嘱患者锻炼腰腹肌。该患者经 2 次治疗后，腹胀、嗳气及腹泻消失，10 次治疗后，所有症状消失，随访 1 年无复发。

胸椎小关节紊乱所致的肠易激综合征，出现腹痛、腹泻、便秘或便秘腹泻交替的症状，并不是肠子出了问题，而是神经调节有问题。此类患者相关消化系统的检查未见明显异常，但会有脊椎方面的病变，特别是第 9 胸椎～第 2 腰椎的脊椎有问题。大便问题也与脊椎有关，真是神奇。

通过上述病例可知，大部分人眼中的"疑难杂症"都是由脊椎引起的，这些疾病涉及内科、外科、神经科、内分泌科、妇科、儿科、耳鼻喉科、眼科等，许多患者辗转多间医院多个科室，疾病未能得到根本诊治，根本原因是未能解决脊椎病变或者未发现脊椎病变引起的这些看上去与脊椎毫不相关的内脏疾病。在这里，我希望大家多关心我们的脊椎！

下面是对脊椎节段神经病变引起的相关疾病及症状的简单归纳，供大家参考（表 13-1、图 13-2）。

表 13-1　脊椎节段与脊椎相关疾病及症状

脊椎节段	脊椎相关疾病及症状
C1	头痛，失眠，眼疾，记忆减退，眩晕，落枕，颈强直，口腔溃疡，斜视，期前收缩，咽喉炎，扁桃体炎
C2	声带嘶哑，眩晕，耳鸣，扁桃体炎，腮腺炎，鼻窦炎，过敏，失声，落枕，颈强直，复发性口炎，斜视，期前收缩，咽喉炎，偏头痛，慢性中耳炎
C3	咽喉炎，颈肩酸痛，面部痤疮，湿疹，落枕，颈强直，口腔溃疡，斜视，期前收缩，扁桃体炎，偏头痛，慢性中耳炎，眼皮跳，面神经麻痹，小儿流涎
C4	肩臂酸痛，牙痛，三叉神经痛，落枕，颈强直，口腔溃疡，斜视，期前收缩，咽喉炎，扁桃体炎，偏头痛，慢性中耳炎，耳聋，耳鸣，高血压，鼻炎，发汗障碍，心律不齐
C5	气管炎，咽喉炎，手臂酸痛，落枕，颈强直，偏头痛，耳聋，耳鸣，晕车，网球肘，手肿，高血压，期前收缩，发汗障碍，心律不齐，口臭，肩周炎，心绞痛
C6	肩周炎，手腕痛，大拇指酸麻痛，落枕，颈强直，偏头痛，耳聋，耳鸣，网球肘，高血压，期前收缩，发汗障碍，心律不齐
C7	甲状腺炎，手臂外侧，中指，无名指酸麻痛，落枕，网球肘，手肿，高血压，期前收缩，发汗障碍，心律不齐，肩周炎
T1	心脏病，气管炎，气喘，手腕痛，胸痛，手臂内侧酸麻痛，期前收缩，肩膀疼痛
T2	食道炎（胃酸反流），胸痛，手臂内侧酸麻痛，心脏功能紊乱，肩膀硬化
T3	支气管炎，肺炎，食道炎（胃酸反流），胸痛，心脏功能紊乱，呼吸困难，肩膀硬化，手无力
T4	乳腺炎，乳腺增生，慢性胃炎，胸痛
T5	肝炎，胆囊炎，低血压，胃炎，易疲倦，胸痛
T6	胃炎，胆囊炎，胃胀，食欲不振，胃痛，胃灼热，消化不良，背痛
T7	胃溃疡，2 型糖尿病，十二指肠炎，扁桃体炎，消化不良，慢性胃炎，胃下垂，口臭
T8	便秘，风湿，消化不良，胃溃疡，慢性胃炎，胃下垂
T9	过敏，消化不良，胃溃疡，慢性胃炎，胆囊炎，胆结石，慢性胰腺炎，糖尿病
T10	肾炎，水肿，痛风，带状疱疹，胆囊炎，胆结石，慢性胰腺炎，2 型糖尿病
T11	肾炎，输尿管炎，肠炎，性功能障碍，水肿，肾盂肾炎，胆囊炎，胆结石，慢性胰腺炎，2 型糖尿病
T12	风湿关节炎，肾盂肾炎，慢性胰腺炎，2 型糖尿病

续表

脊椎节段	脊椎相关疾病及症状
L1	大腿前侧痛，便秘，尿床，疝气，慢性阑尾炎
L2	月经不调，卵巢炎，大腿中段酸麻痛，便秘，慢性阑尾炎
L3	生殖系统疾病，坐骨神经痛，月经不调，血压不正常，盆腔炎，膝关节痛，髌骨软化症，痛经，慢性阑尾炎，痔疮
L4	前列腺炎，坐骨神经痛，小腿痛，子宫颈炎，盆腔炎，功能性不孕症，便秘，髌骨软化症，慢性腹泻，月经不调，痛经，痔疮
L5	妇科炎症，膀胱炎症，小腿至足踝酸麻痛，髌骨软化症，坐骨神经痛，痔疮，遗尿
S1~S5	脊柱侧弯，髋骨关节病变，臀部痛，前列腺炎，踝关节痛，痔疮，性交痛

注：C 代表颈椎、T 代表胸椎、L 代表腰椎、S 代表骶椎。

　　绝大部分脊柱相关疾病是由脊柱小关节紊乱、脊柱周缘的肌肉损伤而导致的，所以，要防治脊柱相关疾病主要要做好以骨盆为基座的整个脊柱的保养和锻炼，方法可参照附录的锻炼方案来实践。

第十四章　躯体内部肌肉的运动疗法

身体里面的肌肉会影响内脏

大家都知道，正常人的身体和四肢要依靠肌肉的收缩才可以进行相应的活动，但很少有人知道，我们的内脏也需要一些肌肉来维持正常的生理活动。它们分别是膈肌和盆底肌。

如果膈肌不能进行正常活动，就会影响呼吸的正常进行；如果盆底肌有功能障碍，大便、小便的控制就会出现问题，甚至影响性功能。可见，身体内部的肌肉是否处于健康状态，对于我们的生活非常重要，可惜的是，很多人没有这方面的知识。

有关膈肌的知识

膈肌是既大又壮的扁薄肌肉（图 14-1），向上凸出成穹窿形，并将胸腔与腹腔分开。心脏就位于膈肌中心腱的上方。

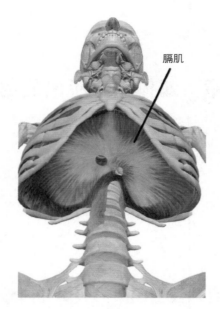

膈肌

图 14-1 膈肌示意图

膈肌为主要的呼吸肌，膈肌收缩时，膈肌穹窿下降，胸腔容积扩大，以助吸气；膈肌松弛时，膈肌穹窿上升恢复至原位，胸腔容积减少，以助呼气。膈肌除了与呼吸有关外，膈肌痉挛时会出现打嗝现象，膈肌还和脊柱的稳定性关系密切。

呼吸就是生命

有呼吸，才会有生命，一旦无法呼吸，生命就会终止。不仅高等动物要依靠呼吸维持生命，低等动物也必须依赖呼吸维持生命，甚至植物也同样要依靠空气才能生存下去。

我们每时每刻都在呼吸，它是不需要意识控制的一种运动。很多人都不知道，呼吸除了可以提供人体氧气，排出二氧化碳，还可以通过有规律地吸气和呼气，刺激和按摩所有内脏器官。

人类不仅依靠呼吸生存，而且很大程度上，还必须依靠正确的呼吸方式使我们免于病痛。

不难看出，除非有足够多的新鲜空气到达肺部，否则，静脉血管中的杂物将得不到彻底净化，从而使身体无法得到营养，而且，本应被清除的杂物又会再次回到血液循环中，继续毒害各个系统，甚至危害人类的生命。

呼吸方式

很多人都会说，只要不是死人，呼吸谁不会？可是，你知道吗，一般人的呼吸被称为"胸式呼吸"，也就是说，只用肺的中上部分来进行呼吸。许多人做不到慢、细、匀、长的腹式呼吸。长期只采用胸式呼吸这种方式，容易造成胸部、肩部的肌肉紧张，脊柱僵硬，大脑供氧不足，久而久之，就会出现头晕、头痛等症状。正确的呼吸方式能增加氧气的吸入量，净化血液，提高肺活量及肺功能，加强人体消化器官的活动，对内分泌腺的分泌活动产生影响，还可以消除疲劳、减轻焦虑，改善精神面貌。

常见的呼吸方式有胸式呼吸、腹式呼吸、瑜伽完全呼吸，其中，腹式呼吸是我们所提倡和建议实行的呼吸方式。

正常成人每分钟要呼吸 16~20 次，每天要呼吸 23 040~28 800 次。除非出现呼吸道阻塞症状，否则我们通常不会注意到自己的呼吸。应该明确的是，无意识的呼吸并不一定对自己有利，因为它不一定是最理想的。事实上，绝大多数人的无意识呼吸都很浅，这非常不利于健康。这样的呼吸方式无法给机体提供足够的氧气，供氧不足会引起头晕、头痛、调节功能紊乱等症状，甚至引起情绪变化。

合理的呼吸方式可以增加血液内的含氧量，从而营养和修复自身的细胞，保持健康的最佳水平。无意识的浅呼吸（这经常会发生）不利于血液循环中动脉血和静脉血的充分氧化，结果就会导致毒素堆积在细胞内。你会感到精神倦怠、情绪低落，最终导致各器官功能不良。因此，呼吸运动是你调节身体和情绪的最佳工具。

呼吸与躯体内在肌肉的联系

呼吸时，气流总是从上方（口腔或鼻腔）扩散到肺部，依靠的是上身躯干肌的收缩力。气流上下运动完全依靠肌肉的收缩和意识的控制。从力学角度来考虑，呼吸会调动脊柱以及与呼吸有关的肌肉、器官都参与进来。

这些肌肉和器官包括膈肌、肋间肌、腹肌、肺和心脏（图 14-2）。当膈肌收缩时，其位置会往下降，从而在吸气时会为肺留出更多的空间，胸廓也会明显扩张。当膈肌舒张时，其位置就会恢复成向上的弧状结构，迫使气体排出肺外。

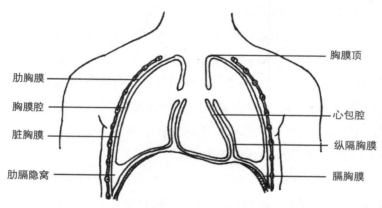

肋胸膜　胸膜腔　脏胸膜　肋膈隐窝　胸膜顶　心包腔　纵隔胸膜　膈胸膜

图 14-2　与呼吸相关的结构示意图（冠状切面）

膈肌向上凸出成穹窿形，将心脏、肺与胃、肝、肾等腹部的器官分隔开。其四周与肋支架下缘相连接，并通过一对强有力的肌肉连接在第 1~4 腰椎上。双侧肺本身没有肌肉，而是随着膈肌和胸部肌肉的运动而运动。

腹式呼吸的好处

腹式呼吸能扩大膈肌的活动范围：平静的胸式呼吸膈肌上下移位 1~2 cm，加强的腹式呼吸膈肌上下移位 5~10 cm，从而增加肺通气量和促进肺循环，使血氧含量明显增加。另外，腹式呼吸可加大按摩腹内脏器的力度，使胃肠蠕动增强，提高消化系统的功能。

腹式呼吸可降低交感神经系统的兴奋性，使内分泌和自主神经系统协调地发挥功能，降低应激水平。另外，腹式呼吸还具有增强副交感神经张力的作用。

什么是盆底肌

盆底肌，是指封闭骨盆底的肌肉群（图 14-3）。

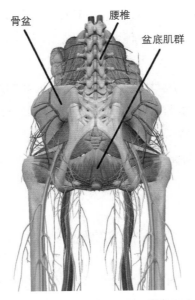

14-3 盆底肌结构示意图

这一肌肉群犹如一张"吊网"，尿道、膀胱、阴道、子宫、直肠等脏器被这张"网"紧紧吊住，从而维持正常位置以便行使其功能。一旦这张"网"的弹性变差，"吊力"不足，便会导致"网"内的器官无法维持在正常位置，从而出现相应的功能障碍，如大小便失禁、盆底脏器脱垂等。

盆底肌功能障碍的表现

盆底肌就像一条弹簧，将耻骨、尾椎等连接在一起。它围绕在尿道、阴道和直肠开口的周围，支撑着盆腔和腹腔器官，还会协同作用于膀胱、肠和生殖器官。因此，盆底肌和性功能、排尿功能等都有密切关系。

人们总以为，年龄是导致盆底肌松弛的主要原因，其实不然。感染、炎症或外伤，才是让盆底肌松弛的关键。生育后的女性不及时锻炼、男性接受了前列腺癌手术等，都会使盆底肌松弛。肥胖者、喜欢提重物或是站姿不好的人，也会过度牵扯盆底肌，使其不再紧致、有力。

盆底肌的"吊力"不足，可以表现为盆底脏器脱垂（子宫脱垂、阴道前壁或后壁膨出）、大小便失禁。常有中老年人因发现外阴有肿物脱出，才到医院就诊。但由于就诊太晚，脱垂程度较严重，往往错过早期康复治疗的时机，不得不接受手术治疗。

压力性尿失禁和子宫脱垂等是盆底肌松弛远期的影响，而性生活质量下降，则是盆底肌松弛近期的主要影响。这在产后妇女中尤为多见。有相当一部分产妇出现阴道前壁或后壁轻度松弛、脱垂及性欲下降等，加上产后激素变化，阴道黏膜干涩和菲薄，会阴伤口恢复欠佳，直接影响性生活质量。

盆底肌训练的好处

人们常说盆底肌训练对提高女性的生活质量有诸多好处。其实，盆底肌强壮与否，对男性也至关重要，这一肌肉群能控制精液流动、勃起硬度及射精时的喷发力。有效的盆底肌训练能改善男性勃起硬度，提高女性的性感知力，治疗便秘、小便失禁，还能延迟性欲衰退。

第十五章　治疗疼痛的五体康复疗法

我的学术经历

读大学前，我跟我父亲学过脉诊等中医基本诊疗方法，应该也算是学术经历的一部分吧！但真正规范地学习中医基础知识和理论，还是在广州中医药大学求学期间。

我从广州中医药大学毕业后，在珠三角地区的某综合医院康复医学科工作，很快就得到一个进修机会。在此非常感谢当时的医院领导，真的是有知遇之恩啊！2000年，我便到原广州军区广州总医院（广州人常称其为"陆总"，2018年更名为中国人民解放军南部战区总医院）康复理疗科进修。一般人可能对"陆总"的康复理疗科不了解，殊不知这是誉满全球的"龙氏治脊疗法"的发源地，龙层花教授就在这个科工作。在临床实践中，魏征和龙层花这对教授夫妇总结提炼出具有很强指导性的理论和行之有效的治疗方法，即医学界大名鼎鼎的"龙氏治脊疗法"。当时我之所以选择去那里进修，跟我看了一本专业书有关。那本书介绍的就是"龙氏治脊疗法"治疗颈椎病的内容。我是广州中医药大学的学生，对于推拿手法和复位手法还是比较熟悉的，这本书上的内容为我打开了另一扇门，原来手法还可以这样做。读完此书，我依葫芦画瓢用里面的手法对患者进行了相关治疗，发现疗效明显，我当时便想，若有机会一定跟随一位好老师好好学习。不久之后我就获得了这次进修机会，而且还可以选择去进修的医院，于是我选择到"陆总"的康复理疗科进修。

很幸运，进修期间我跟随王廷臣老师和段俊峰老师学习，并参加了专门的学习班，对脊柱病因学及其治疗方法进行了深度的学习和思考。

进修结束后，我回到自己所在的医院，马上将所学用于实践，效果出奇地好，慕名而来的患者也越来越多。随着患者量的增多，我发现这种疗法对有些患者的疗效不确切，或疗效不稳定。这时，我意识到自己对疾病的分析或把握能力不够，患者量少的时候没有这种感觉，但随着患者量的增多（其中有不少是慕名而来的疑难病例），便越发感觉以前所学不足以应付临床所需。怎么办呢？所幸，我的母校——广州中医药大学开设了研究生班，我便报名参加了为期 3 年的学习。这 3 年的学习虽然很辛苦，但还是很有回报的，它不仅磨炼了我的意志，还增长了我的见识。在此，我要感谢王廷臣老师，是他帮我联系到广东省中医院推拿科主任吴山教授做我的研究生导师的。

吴山教授人很好，技高不骄，是我学习的榜样。吴山教授师承全国名老中医林应强教授，林应强教授是岭南林氏正骨推拿流派的创始人。林应强教授将武术中的跌打损伤理论、点穴、闭气、分筋等手法与中医正骨推拿及现代生物力学、解剖学、影像学相结合，创立了与用"均力"的"北派"推拿截然不同的、以"爆发力"为特色的正骨推拿。看起来虽然很暴力，但对于诊断明确的、具有适应证的病例真的是力到病除。而吴山教授是林应强教授的传承人。

在这 3 年的研究生课程的学习中，我最大的收获是：跟了一位好导师，认识了一帮新朋友，学到了实用的新手段，提高了对疾病的分析和研究能力，拿到了我第一个硕士学位。

读完书，我继续工作，继续生活。在这段时间里，我评了副高职称，也做了科室的负责人。成为科室负责人后，医院提出科主任也要加强学习，虽然不是强制性的，但鼓励大家到国内各大医院进行学习。此时，我已在当地小有名气，擅长用手法、针刀、针灸等物理疗法，并与中药相结合，对各类疼痛疾病进行内服外治，绝大部分的病例疗效明显。但我还是感觉差了点什么，于是主动外出进修，其目的就是要弥补自己的不足！通过检索，我找到了中国人民解放军总医院（301医院）康复医学科这个目标科室。这个科室之所以成为我进修的目标，是因为康复医学科的王福根主任是中华医学会疼痛学分会的主任委员。一般来说，康复医学和疼痛学是不同学科，但也有交叉，例如，软组织疼痛治疗这一块，两个学科都在做。我认为，能在疼痛学分会做主任委员的康复医学科主任绝对是"大牛人"！如果能在这样的"牛人"身边学东西，哪怕学到点皮毛，也超值了。

感谢段俊峰教授的帮忙，使我很顺利地进入301医院康复医学科进修。当时，王福根主任已经退休，但又被返聘回去，所以我既能跟王福根主任学习，又能跟当时的科室负责人高谦教授学习。高谦教授早年从事神经康复工作，在博士后工作站生活后，专门研究软组织疼痛康复的机制和治疗，在颈椎病、腰椎病的防治方面有其独特的见解和解决方法，颈椎病、腰椎病的分层靶向治疗理论就是高谦教授首先提出并进行实践的。在301医院进修期间，我做的事情就是学习，学习，再学习！在301医院学习的最大收获是：跟对了老师，学习到要把每个患者当作"首长"对待，需要准备多套治疗方案；患者需要的不只是治疗，还有管理，特别是疼痛患者的管理。

在进行科室管理的过程中，我感悟到任何事物的道理都是相通的。例如，科室会出现各种各样的问题，有的是突发问题，有的是遗留问题；有的需要马上解决，有的需要一步一步循序解决；有的需要建立机制，避免同样的问题再次发生，有的需要改变，不要让问题再次出现。人何尝不是一样的呢？有的人喜欢玩手机，整天低着头，既不注意姿势又不去锻炼，时间一长，颈椎出现问题，去看医生，医生诊治完，接着玩手机，颈椎的问题自然会复发，过后却说医生水平不行。医生如果只是治疗患者，不去对他们的异常行为进行管理、教育、指导，效果当然不会理想。

近年，根据需要我又读了一个医院管理学专业，拿到了第二个硕士学位。我是带着问题去学的，除了思考医院的管理外，还不断思考应该如何管理患者。

结合自己的学术思考、临床实践、管理方法，我提出了脊柱关节病（包括颈椎病、腰椎病、关节病）的五体康复理论。

五体康复理论

在 2000 多年前的《黄帝内经》里，已记载了古代医者对人体解剖的认识，提出人体是由"皮、脉、肉、筋、骨"5 个层次组成的观点，称之为"五体"。古代医者认为，肢体的"五体"与"五脏"相合，即肝合筋、心合脉、脾合肉、肺合皮、肾合骨。

我在临床实践中发现，利用五体的分层理论，与中医的基础理论相结合，能够将软组织疼痛疾病精确分层，再进行针对性治疗，疗效更为确切。我认为，脊柱关节病康复的最佳方式，是按照脊柱"皮、脉、肉、筋、骨"5 个层次，根据脊柱关节病发病的病因病机，以症状、体征、影像学检查等证据为基础，明确脊柱关节病的责任病灶，进行辨证分析；治疗上以"急则治标、缓则治本、五体并重、防炼结合、上下同治、内外兼顾"为原则，考虑局部与整体的关系，按不同层次的不同阶段进行有针对性的治疗。我把上面的这套理论称为"五体分层辨证、整体康复理论"，简称为"五体康复理论"。

五体康复理论的治疗原则

急则治标

医生在面对紧急的病情时，应以解决"标"的问题为首要考虑。如脊柱的急性疼痛，首先要考虑如何使疼痛减轻或消除，疼痛缓解后再去考虑治疗引起疼痛的根本原因。例如，无明显诱因下出现剧烈腰痛，不能活动，此时可先给予患者消炎镇痛类药物，以减轻患者的疼痛，患者疼痛缓解后再查找根本原因以明确诊断，最后予以针对性治疗。

缓则治本

当病情稳定，但存在一些根本性的问题时，则要以解决根本问题（即"本"）为治疗原则。例如，第 3 腰椎横突综合征急性发作时以腰部疼痛为主要表现，缓解期时以腰部易酸痛、疲劳为主要表现，如反复发作，则要考虑腰椎横突尖与周边软组织的粘连，可以在缓解期时予以横突尖软组织松解治疗。

五体并重

皮、脉、肉、筋、骨的层次划分是我国古代医者对人体躯干基本的解剖分层，但它们在解剖上又连为一体，相互影响。所以在治疗时，既要考虑脊柱疾病的主要病灶，也要考虑对其有影响的解剖结构。例如，腰椎滑脱症，病在骨，但与筋、肉关联较多；腰椎的滑脱失稳除了和腰椎椎弓根的崩裂有关外，往往与腰椎的椎间盘变性、核心肌群力量减弱也有关系；对没有急性手术指征的腰椎滑脱症，治疗时可以采取牵拉扶正腰椎，松解腰椎挛缩的肌群，并嘱患者加强腹部肌肉训练等。

防炼结合

"防"为"预防"，"炼"为"锻炼"。五体除了骨外，都属于软组织，所以可以通过有效的锻炼，对疾病进行预防。皮、脉、肉、筋的健康对于保持骨的健康非常重要。例如，游泳，特别是冬泳，可以增强皮肤的御寒能力，锻炼肉和筋的力量，促进血脉畅通。这样的话，人体就不会因容易感受外邪、血脉不通、筋肉无力而导致脊柱疾病的发生和发展；通过游泳锻炼可以促进皮、脉、肉、筋的健康，从而保持了脊柱关节的稳定性，使脊柱疾病得到改善或痊愈。再如，腰椎间盘突出的患者可以通过游泳锻炼，起到促进康复或预防发作的作用。

上下同治

"上下同治"的意思是，在进行脊柱疾病的治疗时，要注意上下椎体、肌肉的相互关联作用，颈椎的问题要注意处理胸椎的问题，胸椎的问题有可能是颈椎的问题引起的；腰椎的问题要注意处理骨盆的问题，骨盆的问题有可能是腰椎的问题引起的。例如，腰椎间盘突出的患者有腰椎侧弯，如果只处理腰椎侧弯，不去处理椎间盘突出压迫的问题，显然效果不会太好。又如，腰肌痉挛，有可能是骶髂关节错位，导致骨盆不平衡所致。

内外兼顾

五体与五脏有相对应的关系，脏腑与形体之间有内外对应的关系。《灵枢·五色》有云："肝合筋，心合脉，肺合皮，脾合肉，肾合骨也。"临床上，常用拔罐、药熨、针灸等外治法去治疗脊柱疾病，可有效松解肌肉、韧带粘连、活血祛瘀，改善局部循环，恢复肌力；通过手法调整脊柱，可使脊柱关节复位，减轻软骨、椎间盘的错位，使被压迫的脊髓、神经缺血情况得以改善。五体均需要气血的补充，才能维持正常的生理功能。因此，根据八纲辨证，配合中药内服外敷，有利于五体的恢复。例如，颈椎病发作时，颈项疼痛，四诊合参，辨证为太阳中风证的，除了用外治法外，还可以合用葛根汤加减来治疗。又如，腰肌劳损的患者，辨证为肝肾亏虚的，除了用外治法外，还可以合用六味地黄汤加减来治疗，有很好的疗效。

五体康复理论的分层与分期的关系

对脊柱疾病分层的目的是明确责任病灶，不同的疾病在不同时期的表现和处理是不一样的。为了临床治疗和研究方便，除了对疾病分层外，还要分清患者处于疾病的哪个阶段。疾病可以分为正虚邪实、正邪相搏、正实邪退、正虚邪恋 4 个阶段。疾病会在不同分层、不同阶段相互转归。例如，某人有颈椎病病史，近期无发作，近日因风寒出现颈项不适，此时为正虚邪实期，病灶在皮层；如果处理不当，有可能出现发热、颈肌痉挛等情况，那么此时为正邪相搏期，病灶在皮层；疾病进一步发展，有可能出现咽喉发炎、咳嗽等情况，此时为正虚邪实期，病灶在皮层；咽喉发炎后，出现上肢麻痹、疼痛等症状，此时仍为正虚邪实期，但病灶已在筋层或骨层。

致　谢

　　父亲对于我从医之路的影响是不容置疑的，没有父亲的引路，我的人生可能是另外一番景象。回首往事，忆小时旁观父亲为人诊治，治愈患者无数，更重要的是不少患者成了不是亲人的亲人，这对我从医后如何与患者打交道有了明确的指导。

　　高中毕业后，我进入广州中医药大学学习，后到佛山某综合医院工作，一直到现在。这个阶段，我经历过人生的诸多挫折，也收获众多。在此，对我人生中的各位贵人、各位师长说声：感恩！感谢！感激！

　　最后，感谢家人，他们是我继续学习、前进的动力，有家人的帮助，我才能得以兼顾工作与两个硕士学位（医学硕士和管理学硕士）的攻读！谨以此书献给我敬爱的父亲，虽然他在我写作期间永远离开了我，但他好学的精神将永远激励我向前进！

　　感谢霍盛辉先生、曾庆洲先生、黎美婷小姐、梁竹婷小姐为本书提供了精美准确的图片！

作　者
2019 年 8 月

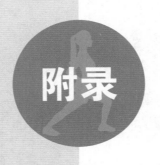

附录

身体各部分维护方案

一、颈部

（一）颈部的动态训练

▼ 颈部动态训练 A ▼

取坐位或站立位，双肩由前向后或由后向前画圈，画圈同时耸肩，每组做 10~15 次，做 2~3 组。这套动作可以增强颈肩背部的肌肉力量，起到预防肌肉劳损的作用。

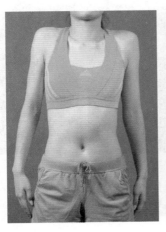
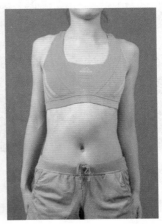
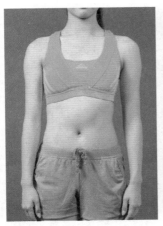
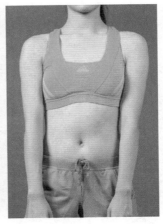

▼ 颈部动态训练 B ▼

取坐位或站立位，头部取中立位，眼睛平视前方。

1. 将头从中立向右肩倾侧至不能移动，注意要在舒适范围内，保持姿势 2 s，然后将头恢复到中立位，再向左肩倾侧，维持姿势 2 s，后将头恢复到中立位。

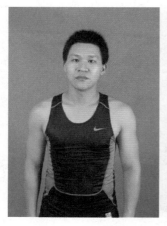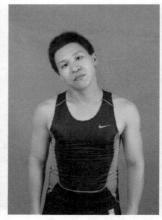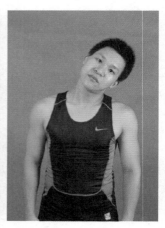

2. 将头从中立位慢慢抬高至可目视天花板的角度，维持姿势 2 s，然后将头恢复到中立位，并慢慢放下至不能移动，保持姿势 2 s，注意不要过度用力，后将头恢复到中立位。

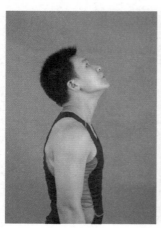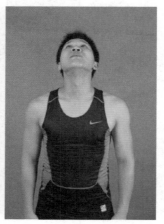

3. 将头从中立位慢慢转向右侧，略抬下颌，眼睛望向右上方，注意要在舒适的范围内尽量旋转，并保持姿势 2 s，然后将头恢复到中立位，再缓慢转向左侧，略抬下颌，眼睛望向左上方，保持姿势 2 s，后将头恢复到中立位。

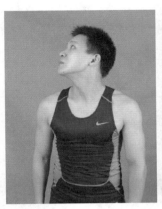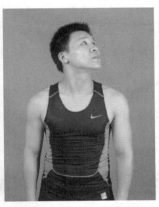

4. 大臂抬至与地面水平，屈肘至大臂、小臂呈 90° 角，然后尽力向后伸展，同时头尽力向后仰，保持姿势 2 s，后还原到起始姿势。

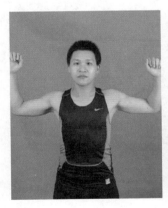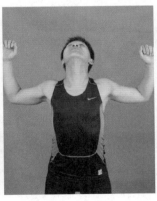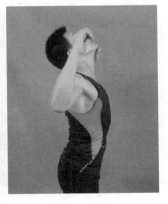

这 4 个动作连续做 5 次为 1 个回合，每天做 2~3 个回合。这 4 个动作主要增强颈部肌肉的力量，加强对头部的支撑，以预防肌肉劳损的发生和发展，并有拉伸颈部肌群、改善循环的作用。

✎ 谨记：做这 4 个动作要慢，要挺胸、收腹、沉肩，如果有眩晕或脊髓损伤引起四肢麻痹的情况，则建议不要进行以上动作的锻炼。

▼ 颈部动态训练 C ▼

取坐位或站立位，眼睛平视，挺胸、收腹、沉肩，然后头从水平方向缓慢向后尽力回缩，保持 2 s，后还原到起始姿势。整个动作连贯起来就像用下巴由前向后画圆圈那样。每组 20~30 次，每天 3 组。如果头部不能回缩到极限，可以用自己的手指放在下巴上加压帮助。

✎ 谨记：做这套动作的时候要慢，速度大约是 5 s 用下巴画一个圈，即为 1 次。此训练对于增强颈部肌肉力量、改善循环、纠正颈椎生理曲度变直有较好的作用。

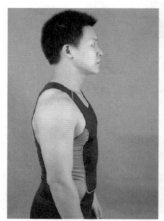
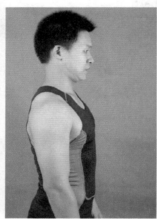
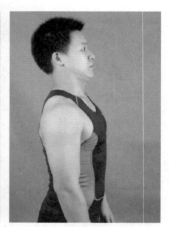

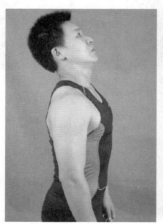
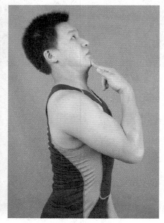

（二）颈部的静态训练

▼ 颈部静态训练 A ▼

取坐位或站立位，眼睛平视，挺胸、收腹、沉肩，然后双掌托住下巴以固定头部，手臂向上用力、头部向下用力对抗，保持姿势 5~10 s。每组 10~15 次，每天 2~3 组。

✎ 谨记：这套动作是锻炼颈前部肌肉力量的，用力固定头部的上肢是不动的。

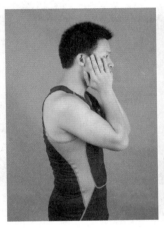 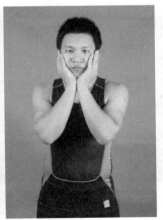

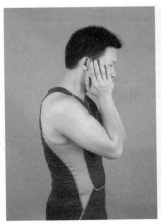 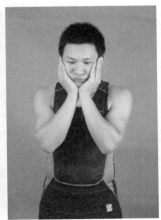

▼ 颈部静态训练 B ▼

取坐位或站立位，眼睛平视，挺胸、收腹、沉肩，然后十指交叉置于脑后，手臂向前用力、头部向后用力对抗，保持姿势 5~10 s。每组 10~15 次，每天 2~3 组。

✎ **谨记**：这套动作是锻炼颈后部肌肉力量的，用力固定头部的上肢是不动的。

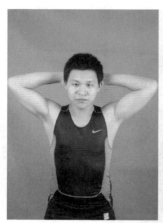 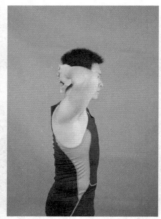 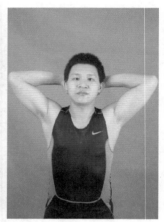

▼ 颈部静态训练 C ▼

取坐位或站立位，眼睛平视，挺胸、收腹、沉肩，左手掌置于头部左颞侧，右手与左手十指交叉固定头部，头部向左侧用力、双手向右侧用力对抗以固定头部，不让头部移动，保持姿势 5~10 s。每组 10~15 次，每天 2~3 组。

✎ **谨记**：这套动作是锻炼颈右侧肌肉力量的，用力固定头部的上肢是不动的。

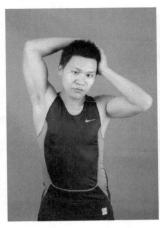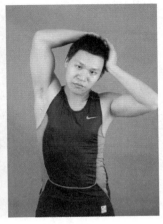

▼ 颈部静态训练 D ▼

取坐位或站立位，眼睛平视，挺胸、收腹、沉肩；右手掌置于头部右颞侧，左手与右手十指交叉固定头部，头部向右侧用力、双手向左侧用力对抗以固定头部，不让头部移动，保持姿势 5~10 s。每组 10~15 次，每天 2~3 组。

✎ 谨记：这套动作是锻炼颈左侧肌肉力量的，用力固定头部的上肢是不动的。

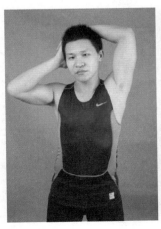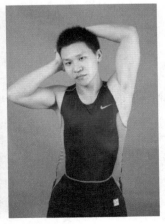

（三）颈部的拉伸训练

▼ **颈椎拉伸训练 A** ▼

　　取坐位或站立位，眼睛平视，挺胸、收腹、沉肩，十指交叉置于脑后，缓慢向下用力拉伸颈部至颈后部有轻微的拉伸感，保持 3~5 s，然后慢慢恢复到起始姿势。重复这套动作 3~5 次，直到颈椎上部和颈部逐渐放松。在整个过程中，要保持下颌放松，并保持自然呼吸、不憋气。

　　✎ 谨记：这套动作适合颈后肌群痉挛或僵硬者。

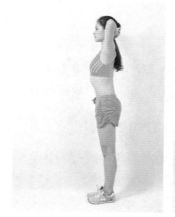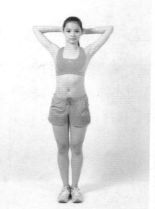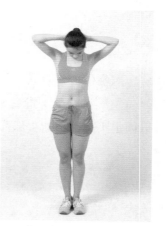

▼ **颈椎拉伸训练 B** ▼

　　取坐位或站立位，双肩向双耳方向耸起，直到颈部和肩有牵拉感，保持 5 s，然后放松双肩，慢慢恢复到起始姿势。每组 10~15 次，每天 2~3 组。

　　✎ 谨记：这套动作适合颈肩肌肉劳损、颈肩肌肉痉挛或僵硬者。

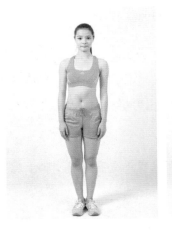
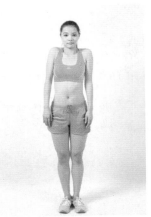

▼ 颈椎拉伸训练 C ▼

取坐位或站立位，眼睛平视，挺胸、收腹、沉肩，保持肩膀不动，将头从中立位缓慢转向右侧肩膀，保持 5 s，然后将头恢复到中立位，再缓慢转向左侧肩膀，保持 5 s。注意要在舒适的范围内尽量旋转。

✎ 谨记：这套动作适合颈部外侧肌肉痉挛或僵硬者。

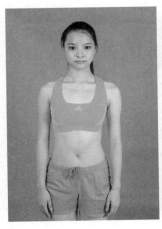
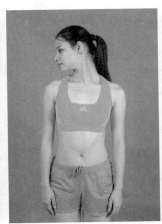
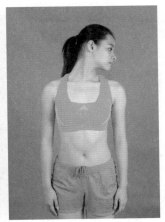

▼ 颈椎拉伸训练 D ▼

　　取坐位或站立位，眼睛平视，挺胸、收腹、沉肩，将右手置于头部左边的颞侧，缓慢用力将头向右侧肩膀牵拉，保持姿势 5 s，然后将头恢复到中立位，换左手置于头部右边的颞侧，缓慢用力将头向左侧肩膀牵拉，保持姿势 5 s，后还原到起始姿势。

✎ 谨记：这套动作适合颈部外侧肌肉（主要是斜方肌）痉挛或僵硬者。

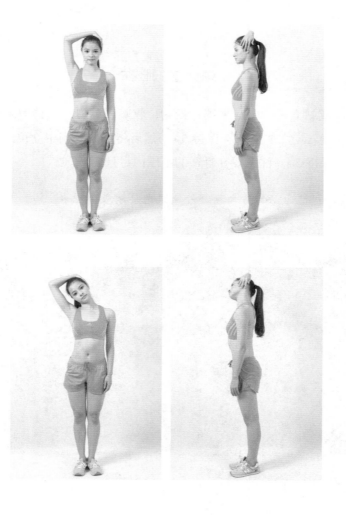

（四）颈椎病的自我按摩疗法

▼ **颈后痛点刺激法** ▼

1. 双手置于后枕，双拇指按住离枕外隆凸中线外约 2.5 cm、发际线上 3 cm 处，由轻到重缓慢揉压，顺时针、逆时针各 49 下。

2. 双手置于后枕，双拇指按住发际线上、斜方肌外侧缘凹陷处，由轻到重缓慢揉压，顺时针、逆时针各 49 下。

3. 双手置于后枕，双拇指按住胸锁乳突肌后缘、发际线上 2 cm 处，由轻到重缓慢揉压，顺时针、逆时针各 49 下。

4. 双手置于后枕，双拇指按住双侧乳突内侧 1 cm 处，由轻到重缓慢揉压，顺时针、逆时针各 49 下。

✎ 谨记：做这些动作时要轻柔，由轻到重缓慢用力，以挤压到有酸胀感为宜。颈后痛点刺激法适合有头痛眩晕症状者。

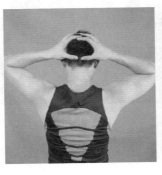
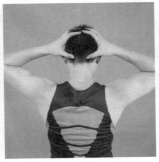
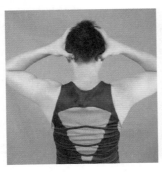
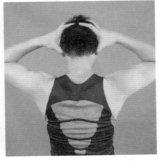

▼ 颈后肌群按摩松解法 ▼

取坐位或站立位，眼睛平视，挺胸、收腹、沉肩，一手掌置于颈后，另一手托住肘关节，以保持稳定，然后置于颈后的手掌用手指横拨、拿揉同侧颈后肌群 2~3 min。另一侧同样行之。

✎ 谨记：做这些动作时要轻柔，由轻到重缓慢用力，以按压到有酸胀感为宜，按压时如果触及条索状压痛点或硬结，可用手指进行弹拨松解。颈后肌群按摩松解法适合颈后肌群劳损或颈韧带钙化者。

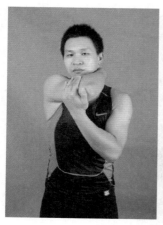
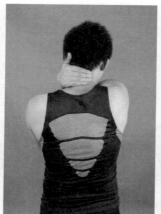
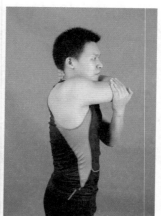

▼ 锁骨上窝 / 下窝胸部按摩法 ▼

以有疼痛症状的对侧肢体的手指置于锁骨上窝或锁骨下窝，缓慢轻柔地揉按 2~3 min，尤其是压痛点或触及的硬结。

📝 谨记：做这些动作时要轻柔，由轻到重缓慢用力，以揉压到有酸胀感为宜，按压时如果触及索状压痛点或硬结，可用手指进行弹拨松解。锁骨上窝 / 下窝胸部按摩法适合上肢有麻痹疼痛者。

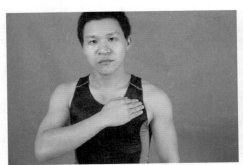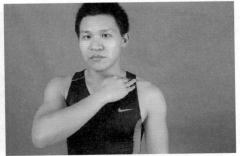

（五）注意事项

如果颈肩没有疼痛或不适的话，可进行增加颈肩力量和柔韧性的锻炼，需要练习的项目是静态训练和拉伸训练。

颈部肌肉劳损引起疼痛的患者可根据经常出现疼痛的部位选择具有针对性的颈部的动态训练动作、静态训练动作、拉伸训练动作及颈后肌群按摩松解法。

有眩晕症状的颈椎病患者，先不要进行颈部的动态训练、拉伸训练，可以做颈部的静态训练、颈后痛点刺激法，每天做 2~3 组。

有上肢疼痛、麻痹症状的颈椎病患者，要选择做颈部的拉伸训练、锁骨上窝 / 下窝胸部按摩法。

二、肩部

（一）肩部的动态训练

▼ 肩部动态训练 A ▼

取站立位，挺胸、收腹、沉肩，手持一重量合适的哑铃，拳眼向上、拳面向前，屈肘至小臂与大臂呈 90° 角，手肘夹紧身体，手臂向外侧旋转至不可转动，停留 2 s，再缓慢回到起始位置。每次只锻炼一侧，每组 12~15 次，做 2~3 组。

✎ 谨记：练习时动作要慢、要到位，要注重动作完成的质量而非数量。这套动作有助于增强肩袖的力量，减少肩袖损伤的可能性。

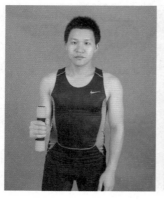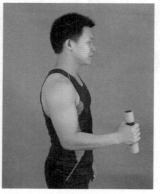
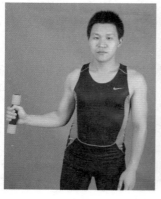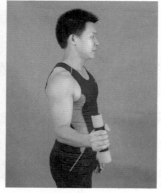

▼ 肩部动态训练 B ▼

　　自然站立，挺胸、收腹。双手各握一个重量合适的哑铃，举至肘关节与双肩同高，保持 2 s，然后慢慢沿原路径将它们放下。每组 12~15 次，做 2~3 组。

　　✎ 谨记：练习时动作要慢、要到位，要注重动作完成的质量而非数量。这套动作有助于增强肩部三角肌的力量，减少三角肌损伤的可能性。

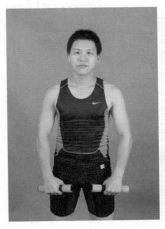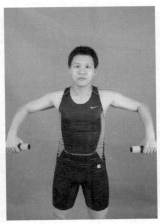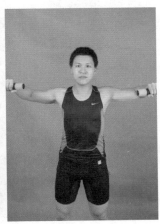

▼ 肩部动态训练 C ▼

自然站立，挺胸、收腹。双手各握一个重量合适的哑铃，将哑铃垂直地向上提起，保持哑铃贴近身体，直到哑铃到达下巴高度，保持 2 s，然后慢慢将它们放下。每组 12~15 次，做 2~3 组。

✎ 谨记：练习时动作要慢、要到位，要注重动作完成的质量而非数量。这套动作有助于增强肩部三角肌和斜方肌的力量，减少肩部损伤的可能性。

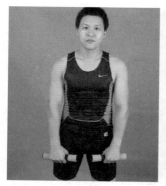 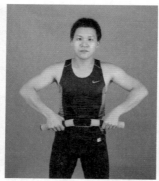 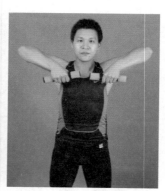

（二）肩部的静态训练

自然站立，两脚比双肩稍宽，双膝微屈，双掌微微张开，如抱球一样于胸前不动，进行缓慢的腹式呼吸，至力竭为止。

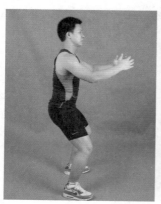 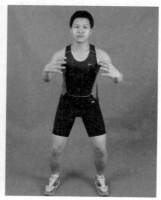

（三）肩部的拉伸训练

▼ 肩后部的拉伸训练 A ▼

自然站立，躯干面向前方，左臂水平伸向右臂侧，右手套住左臂肘关节并逐渐向右后侧用力，保持 20 s。注意拉伸的时候保持下颌放松并且深呼吸，做完一侧换另一侧，可以反复进行。这套动作主要针对三角肌的后束。

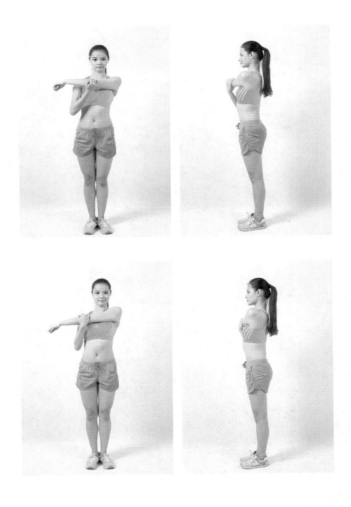

▼ 肩后部的拉伸训练 B ▼

身体站直，挺胸，右臂上举至耳边，肘关节最大幅度折叠，左臂扶在右侧肘关节上，向左后方拉，保持 20 s。注意不要屏住呼吸，全身放松，右大臂后侧有牵拉感。做完一侧换另一侧，可以反复进行。这套动作主要针对肩后部的肱三头肌、大圆肌和小圆肌。

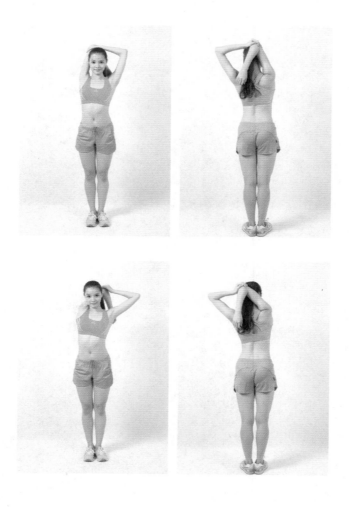

▼ 肩后部的拉伸训练 C ▼

十指交叉，手臂在与肩同高处向身体前方伸展，在伸展手臂的同时，翻转双手使掌心朝外。此时，肩膀、上背中部、手臂、双手、手指和手腕都有牵拉感，保持 20 s，可以反复进行。这套动作主要针对肩后部的肌群。

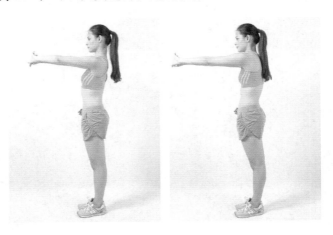

▼ 肩部外侧的拉伸训练 A ▼

身体放松，保持直立，一侧肩缓缓下沉，同时，头部向对侧肩倾斜，耳垂尽量贴近肩部，保持 5 s。然后换另一侧重复这个动作。注意身体保持直立，可以反复进行。这套动作主要针对肩侧面的肌群。

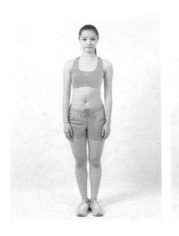
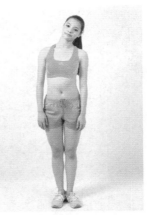

▼ 肩部外侧的拉伸训练 B ▼

身体放松，保持直立，将头部向侧面靠向左肩，同时，左手从身后抓住右臂，并斜着向下拉伸，保持 10 s。然后换另一侧重复这个动作，可以反复进行。这套动作主要针对肩部外侧的肌群。

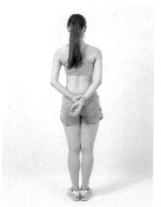 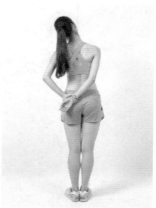

▼ 肩部外侧的拉伸训练 C ▼

身体放松，保持直立，两只手臂向相反的方向伸展，保持 10 s。然后两只手臂交换方向，重复这个动作。做动作时，要放松下颌，有节奏地呼吸。这套动作可以反复进行。

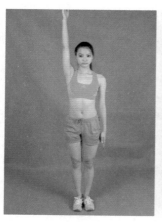 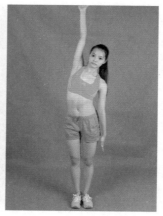

▼ 肩前部的拉伸训练 A ▼

　　身体放松，保持直立，双手后伸，十指交叉，将后背的两个手臂向上抬，直到手臂、肩膀或者胸部产生拉伸感，保持 10 s。做动作时，要放松下颌，有节奏地呼吸。这套动作可以反复进行。

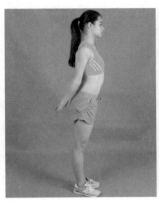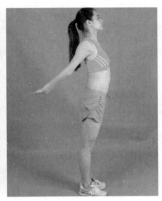

▼ 肩前部的拉伸训练 B ▼

　　身体放松，保持直立，膝盖微微弯曲，将双手掌置于在腰部靠近髋部的位置，指尖朝下。此时，手掌轻轻前推，使腰部伸展的同时，肩膀也向后伸展，保持 10 s。做动作时，要放松下颌，有节奏地呼吸。这套动作可以反复进行。

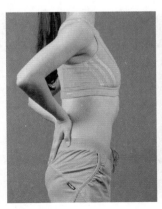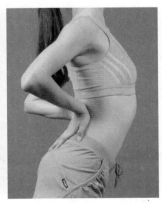

（四）注意事项

如果肩部没有不适，只是想预防疾病的发生，则可以选择增强肩部肌肉力量的动态训练和增加肩部柔韧度的拉伸训练。

如果有肩袖损伤，处于急性期，疼痛严重，则不适宜进行任何训练，务必静养；若处于慢性期或恢复期，则可以选择肩部动态训练 A 和肩部静态训练。

如果肩周炎发作，则以拉伸训练为主。训练开始时，可能疼痛会加重，这是松解粘连部位时的表现，属于正常现象。

肩部肌肉慢性损伤可以选择以拉伸训练为主，肌肉力量的动态训练为辅的方法进行自我康复。

其他类型的肩痛，需要在医务人员的指导下进行相关的训练。

三、肘关节

（一）肘关节的动态训练

▼ 伸肘肌群动态训练 A ▼

取坐位或站立位，一手握住哑铃，向头部上方伸直手臂，保持躯干及大臂不动，缓慢弯曲小臂至最大限度，保持 2 s，然后缓慢伸直手臂至初始位置，再换另一侧重复这个动作。每组 12~15 次，做 3 组。这套动作有助于增强伸肘肌群的力量。

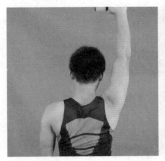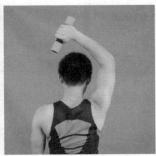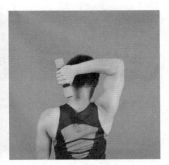

▼ 伸肘肌群动态训练 B ▼

取站立位，挺直腰部，左脚向前跨一小步，躯干稍前倾，左手保持躯干和大臂不动，可以扶在左膝上；右手握住哑铃，肘关节屈曲 90°，缓慢向后伸直小臂，停留 2 s 后，缓慢回到初始位置。然后换另一侧重复这个动作。每组 15~20 次，做 3 组。这套动作有助于增强伸肘肌群的力量。

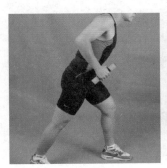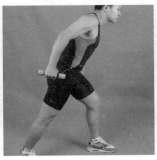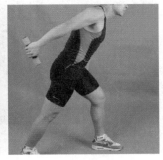

▼ 伸肘肌群动态训练 C ▼

取仰卧位，双手握住哑铃垂直于地面上举，手臂伸直，拳心相对，保持躯干不动，肘部静止，然后缓慢放下哑铃至胸前，停留 5 s，缓慢回到初始位置。每组 15~20 次，做 3 组。这套动作有助于增强伸肘肌群的力量。

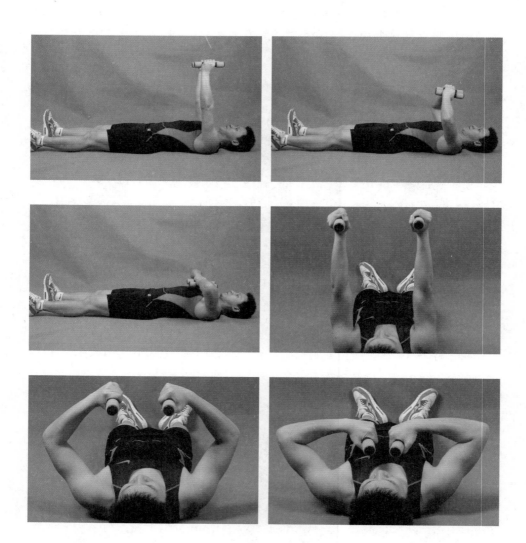

▼ 屈肘肌群动态训练 A ▼

　　取站立位，双脚与肩部同宽，右手向上握住重量合适的哑铃放于体侧，拳心向前，保持躯干及大臂不动，屈曲肘关节使小臂向上弯起至最大限度，停留2 s，缓慢回到初始位置，然后换另一侧重复这个动作。这套动作也可以两侧同时进行。每组 15~20 次，做 3 组。这套动作有助于增强屈肘肌群的力量。

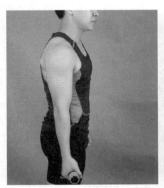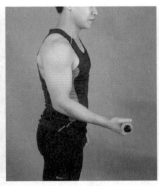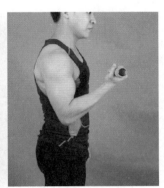

▼ 屈肘肌群动态训练 B ▼

　　取坐位，双腿张开，一手握住重量合适的哑铃，大臂抵于大腿上以固定，另一空闲手放于膝盖或其他固定物上保持身体平衡。做动作时，大臂固定不动，缓慢屈曲小臂至最大限度，停留 2 s 后，缓慢回到初始位置。做完一侧换另一侧进行，每组 15~20 次，做 3 组。这套动作有助于增强屈肘肌群的力量。

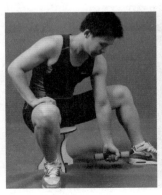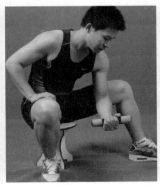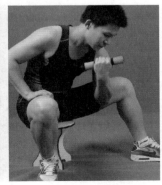

（二）肘关节的拉伸训练

▼ **肘关节拉伸训练 A** ▼

取站立位，取一垂直于地面的柱状体，虎口向下紧握柱状体，保持手臂伸直，身体向另一侧倾斜牵拉肘部至最大限度，保持 5 s，缓慢回到初始位置，然后换另一侧进行。每组 15~20 次，做 3 组。

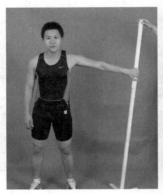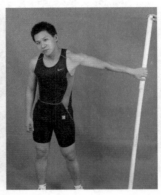

▼ **肘关节拉伸训练 B** ▼

取站立位，取一垂直于地面的柱状体，虎口向上紧握柱状体，保持手臂伸直，身体向另一侧倾斜牵拉肘部至最大限度，保持 5 s，缓慢回到初始位置，然后换另一侧进行。每组 15~20 次，做 3 组。

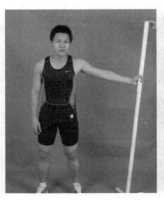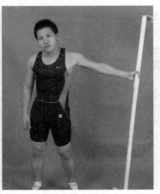

（三）肘关节的自我按摩疗法

自我按摩有助于快速缓解肘关节周缘肌群的痉挛状态，有助于疾病的恢复。

▼ 网球肘的自我按摩 ▼

患肢骨头上的痛点禁止按摩揉压。患肢对侧的手放置在患肢小臂外侧，可以扣及痛性条索状物或压痛物，采取按揉弹拨等手法，从远端到近端对肌肉轻柔地按摩，一般以 3~5 min 为宜。

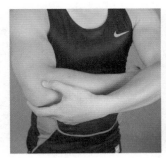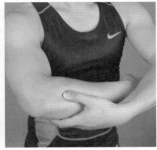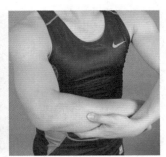

▼ 高尔夫球肘的自我按摩 ▼

患肢骨头上的痛点禁止按摩揉压。患肢对侧的手放置在患肢小臂内侧，可以扣及痛性条索状物或压痛物，采取按揉弹拨等手法，从远端到近端对肌肉轻柔地按摩，一般以 3~5 min 为宜。

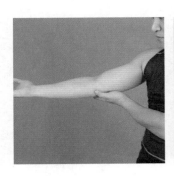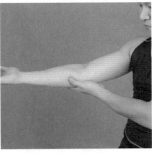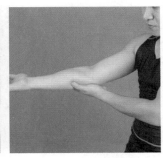

（四）注意事项

肘关节有损伤（如网球肘、高尔夫球肘等），若在急性期，疼痛严重，则不适宜进行任何训练，要静养；若在慢性期或恢复期，则可以选择肘关节动态训练和肘关节拉伸训练，还可以根据病情选择相应的自我按摩疗法。

四、腕关节

（一）腕关节的动态训练

▼ 腕关节动态训练 A ▼

取坐位，双腿自然展开，一手保持躯干和手臂不动，可以扶在同侧膝盖上；另一手握住哑铃，拳心向上，手肘放在同侧大腿上，腕关节向上弯曲至最大限度，停留 2 s，缓慢回到初始位置。一侧做完做另一侧，每组 15~20 次，做 3 组。这套动作有助于增强屈腕的力量。

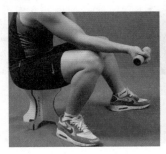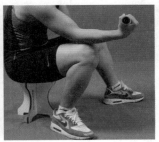

▼ 腕关节动态训练 B ▼

取坐位，双腿自然展开，一手保持躯干和手臂不动，可以扶在同侧膝盖上；另一手握住哑铃，拳心向下，手肘放在同侧大腿上，腕关节反向向上弯曲至最大限度，停留 2 s，缓慢回到初始位置。一侧做完做另一侧，每组 15~20 次，做 3 组。这套动作有助于增强伸腕的力量。

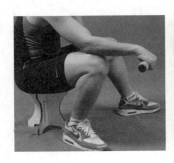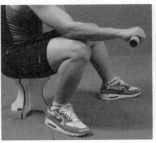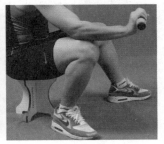

▼ 腕关节动态训练C ▼

　　取站立位，一手握住哑铃向前平举至手臂与地面水平，拳心向下，手腕放松，保持躯干及手臂不动，腕关节反向向上弯曲至最大限度，停留 2 s，缓慢回到初始位置。做完一侧做另一侧，每组 15~20 次，做 3 组。这套动作有助于增强伸腕的力量。

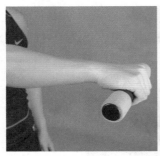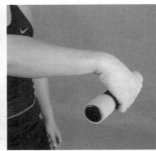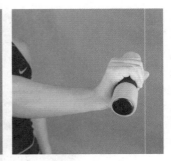

▼ 腕关节动态训练D ▼

　　取站立位，一手握住哑铃向前平举至手臂与地面水平，拳面垂直于地面，手腕下垂放松，保持躯干及手臂不动，腕关节侧向上弯曲至最大限度，停留 2 s，缓慢回到初始位置。做完一侧做另一侧，每组 15~20 次，做 3 组。这套动作有助于增强伸腕的力量。

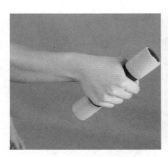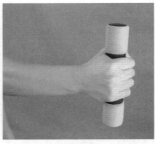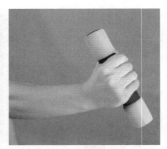

▼ 腕关节动态训练 E ▼

　　取站立位，大臂放松，双手持重量合适的哑铃，屈肘至小臂与大臂成90°角，手肘夹紧身体，拳心相对，保持躯干及大臂不动，小臂向外侧旋转，使拳心向上，保持2 s，缓慢回到初始位置。每组15~20次，做3组。这套动作有助于增强腕部旋转的力量。

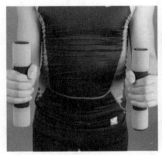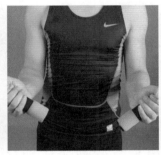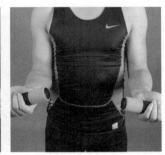

▼ 腕关节动态训练 F ▼

　　取站立位，大臂放松，双手持重量合适的哑铃，屈肘至小臂与大臂成90°角，手肘夹紧身体，拳心相对，保持躯干及大臂不动，小臂向内侧旋转，使拳心向下，保持2 s，缓慢回到初始位置。每组15~20次，做3组。这套动作有助于增强腕部旋转的力量。

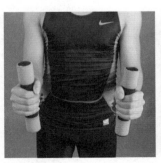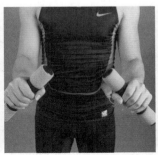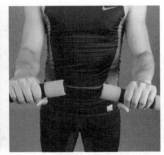

（二）腕关节的拉伸训练

▼ **腕关节拉伸训练 A** ▼

取站立位，面向墙，双手向前平举与肩同高，掌心向下，指尖刚好触碰到墙面，然后保持身体和手臂不动，身体向前倾，手腕背伸，以掌心撑住墙面，停留 2 s，再缓慢伸直手腕至初始位置。每组 15~20 次，做 3 组。

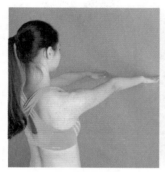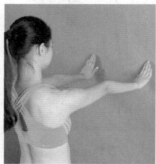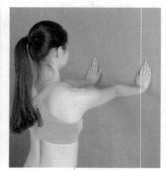

▼ **腕关节拉伸训练 B** ▼

取站立位，面向墙，双手向前平举与肩同高，掌心向上，指尖刚好触碰到墙面，然后保持身体和手臂不动，身体向前倾，手腕屈曲，以掌背撑住墙面，停留 2 s，再缓慢伸直手腕至初始位置。每组 15~20 次，做 3 组。

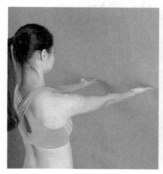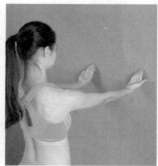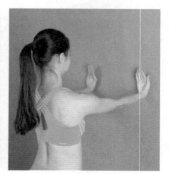

▼ 腕关节拉伸训练 C ▼

双手手掌合十，指尖向上，置于身体前方，保持手臂不动，一手将另一手推向身体一侧至最大限度，停留 5 s，然后回到初始位置，再做另一侧，注意保持肘部向上平齐。每组 15~20 次，做 3 组。

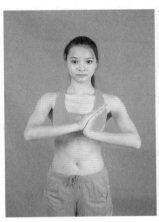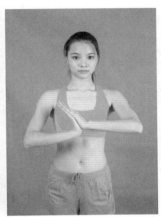

（三）腕关节的自我按摩疗法

▼ 腕管综合征的自我按摩 ▼

从患侧手腕横纹中线向末端方向的 2 cm 处取一点进行按揉，然后在手腕横纹水平两旁隔 2 cm 处左右各取一点进行按揉，每点按揉 1~2 min。

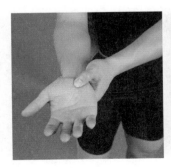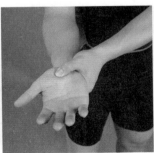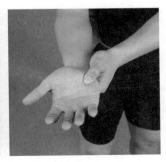

（四）注意事项

如果因狭窄性腱鞘炎导致的腕关节疼痛，则不适宜做任何锻炼，需要静养，疼痛较轻可以进行轻柔的拉伸训练。如果是腕管综合征导致的腕关节疼痛，症状较轻的话，可以进行腕关节的动态训练和拉伸训练；症状较重的话，则以腕关节拉伸训练和腕关节自我按摩为主。

五、指间关节

（一）指间关节的动态训练

▼ 指间关节屈伸训练 ▼

　　手掌自然张开，放一球状物品于手心，保持手臂及手腕不动，屈曲手指用力紧握物品 5 s，然后缓慢张开手指至初始状态。每组 15~20 次，做 3 组。这套动作有助于增强手抓握的力量。

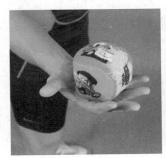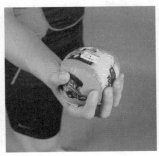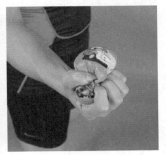

▼ 指间合并分开训练 ▼

　　手掌自然并拢，保持手臂及手腕不动，水平方向用力撑开手指至最大限度后静止 5 s，感觉手指间有牵拉感，再缓慢并拢手指至初始位置。每组 15~20 次，做 3 组。这套动作有助于增强手掌骨间肌的力量。

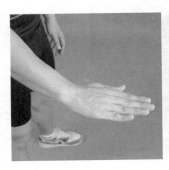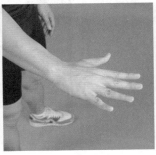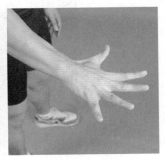

（二）指间关节的拉伸训练

▼ 拉伸指间关节 ▼

　　一手放于身前，另一手紧握手指前部，保持腕关节平直，将手指向手背方向拉伸至有牵拉感，保持 5 s 后缓慢回到初始位置。每组 15~20 次，做 3 组。

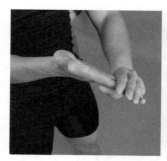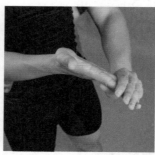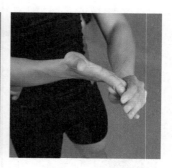

▼ 轴向牵拉手指 ▼

　　一手放于身前，手指放松，自然张开，另一手握住手指第二指间关节拉伸，感觉手指有牵拉感，持续 5 s。每根手指都可以进行牵拉。每组 15~20 次，做 3 组。

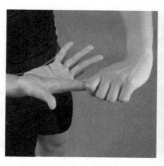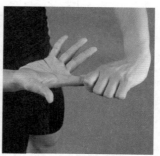

（三）指间关节挫伤的自我按摩疗法

拇指和食指的指腹相对，捏住受伤的指间关节，稍用力做上下（或左右）对称如捻线状的快速捻搓手法。

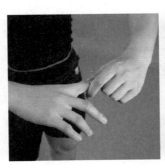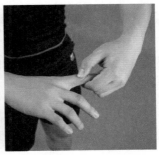

（四）注意事项

指间关节有疼痛的话，首先要排除是否是关节炎，如果是关节炎引起的，进行指间关节的动态训练有助于症状的缓解；如果是挫伤引起的，以自我按摩为主；如果跟腱鞘炎有关，则以指间关节的拉伸训练为主。

六、胸背部

（一）胸部的动态训练

▼ 胸部动态训练 A ▼

　　取仰卧位，双手对握哑铃置于胸部正上方，拳心相对，双臂与地面垂直，保持躯干不动，肘关节微屈，打开双臂下放哑铃至大臂贴近地面，感觉胸部有牵拉感，停留 2 s，然后缓慢回到初始位置。每组 15~20 次，做 3 组。这套动作有助于增强胸部肌群及三角肌前部的力量。

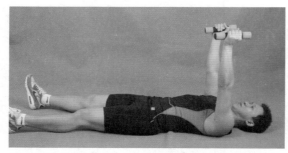

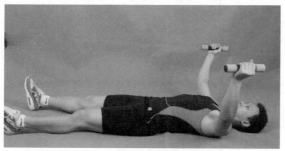

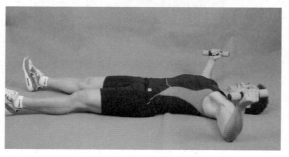

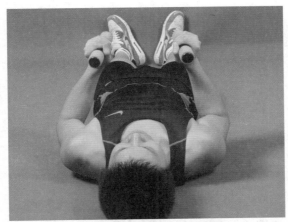

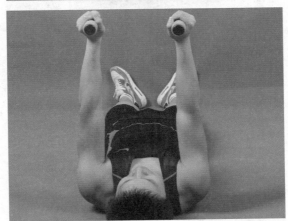

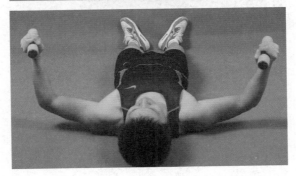

▼ 胸部动态训练 B ▼

取俯卧位，双手撑于地上，间距比肩宽，与脚尖支撑身体，保持头、背、臀、腿在一条直线上，腰、腹、臀部肌肉保持紧缩平衡，屈臂俯身至肘关节略高于躯干，保持 1 s 后，伸臂回到初始位置。每组 10~15 次，做 3 组。这套动作有助于增强胸部肌群、三角肌前部、肱三头肌的力量。

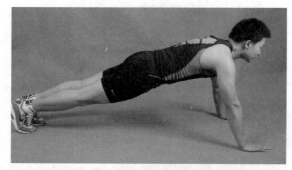

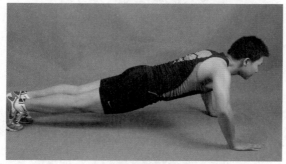

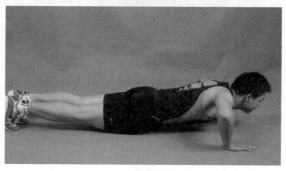

（二）胸部的拉伸训练

▼ 胸部的拉伸训练 A ▼

取坐位或站立位，右腿弓步在前，右侧小臂和手掌置于门框，大臂平行于地面，使大臂与小臂成 90° 角，上身缓慢前倾至最大限度，感觉右侧胸部的牵拉感，保持 15~20 s，然后缓慢回到初始位置，换另一手做以上动作。这套动作有助于胸部肌群痉挛的缓解。

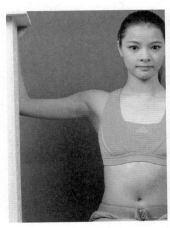
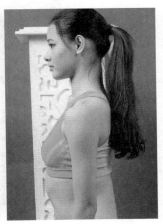
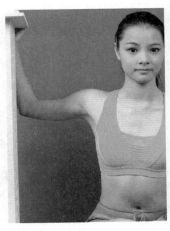
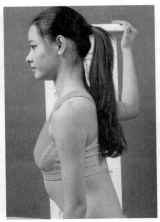

▼ 胸部的拉伸训练 B ▼

取站立位，左腿或右腿弓步在前，打开手臂侧平伸直置于门框或者墙壁上，上身缓慢前倾至最大限度，感觉两侧胸部的牵拉感，保持 15~20 s，然后缓慢回到初始位置。这套动作有助于胸部肌群、三角肌前部痉挛的缓解。

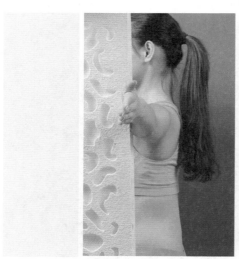
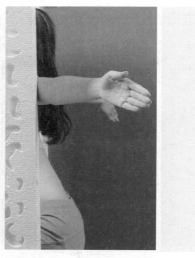
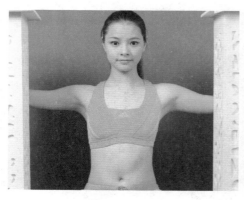
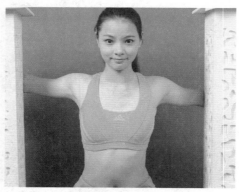

（三）背部的动态训练

▼ 背部动态训练 A ▼

　　取站立位，左脚在前、右脚在后分开站立，右手握住哑铃，左手扶在膝盖上以固定身体，腰背挺直并保持躯干不动，握住哑铃的右手缓慢往后上方屈曲至最大限度，停留 2 s，再缓慢回到初始位置，做完一侧再做另一侧。每组 15~20 次，做 3 组。这套动作有助于增强背部肌肉的力量。

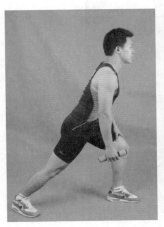 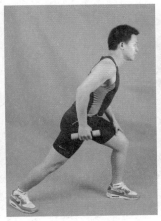 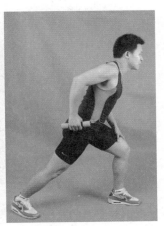

▼ 背部动态训练 B ▼

　　自然站立，双脚与肩同宽，膝关节微屈，俯身至后背与地面呈 30° 角，收紧腰腹，双手对握哑铃，手臂自然下垂，保持躯干不动，屈肘，将哑铃向身体后方拉至最大限度，停留 2 s，再缓慢回到初始位置。每组 15~20 次，做 3 组。这套动作有助于增强背部肌肉的力量。

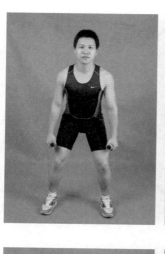
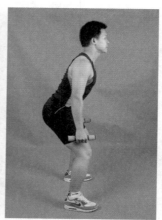
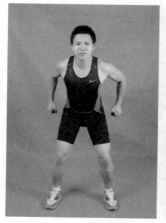
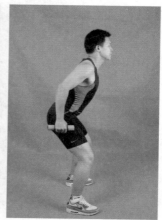

（四）背部的拉伸训练

▼ 背部的拉伸训练 A ▼

找一个足以支撑体重的稳定物体，用双手抓住这个物体并将身体往后倾斜，膝部稍屈曲，双腿向地面施力，髋部向后推，保持 15~20 s，感觉背阔肌处有牵拉感。这套动作有助于背阔肌痉挛的缓解。

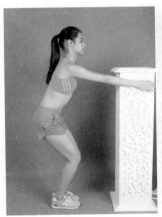 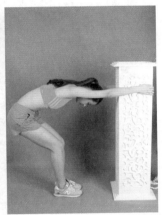

▼ 背部的拉伸训练 B ▼

取站立位，保持下肢不动，弯腰，双手前伸并放在桌子上，腰腹部肌肉收紧，上半身向下压，使上半身与下半身成 90° 角，保持 15~20 s。这套动作有助于背部肌群痉挛的缓解和改善胸椎生理曲度过大。

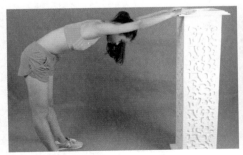 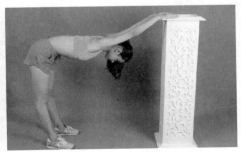

▼ 背部的拉伸训练 C ▼

跪在运动垫或者床上，大小腿紧贴，保持大小腿位置不变，身体缓慢向前伸至腹部与大腿相贴，双手伸直往前伸至最大限度，保持 15~20 s。这套动作有助于背阔肌和肱三头肌痉挛的缓解。

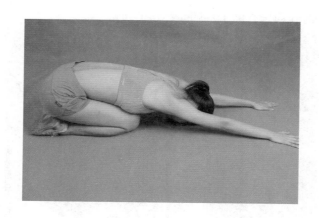

（五）注意事项

如果胸背部没有疼痛不适的话，主要进行的是增加力量和柔韧性的锻炼，需要练习的主要项目是动态训练和拉伸训练。

胸背部劳损引起疼痛的患者，可以根据经常出现疼痛的部位选择针对性的拉伸训练。

七、腰腹部

（一）腰部的动态训练

▼ 腰部动态训练 A ▼

取俯卧位，俯卧于床上或者运动垫上，双腿并拢自然伸直，双手重叠放于下巴下。保持上半身紧贴地面，双腿缓慢抬离地面，抬至最高处停留 2~5 s，再慢慢放下至起始位置。注意臀部要收紧，膝关节要伸直。这套动作有助于竖脊肌力量的增强。如果腰背力量不足，可以选择替代动作，即下肢缓慢地上下交错活动。

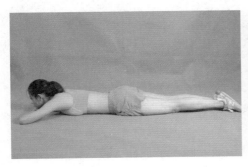
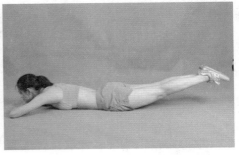
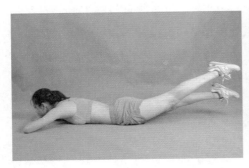
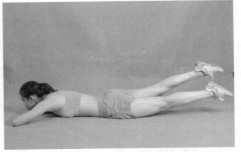

▼ 腰部动态训练 B ▼

取仰卧位，头部、背部、臀部紧贴地面，膝关节屈曲，使大腿、小腿呈90°角，足底平放于地面，手自然放于身体两侧。臀部及背部缓慢抬离地面，至最高点处停留 5~15 s，再缓慢下降，使臀部及背部回到初始位置。注意臀部肌肉要收紧，抬离地面时腰部用力使身体停留在最高点。这套动作有助于腰背部肌群力量的增强和腰部活动度的改善。

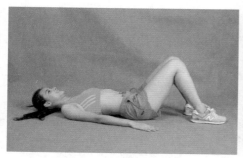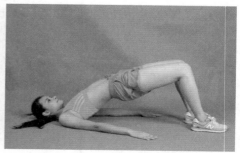

▼ 腰部动态训练 C ▼

取仰卧位，头部、背部、臀部紧贴地面，膝关节屈曲，使大腿、小腿呈90°角，足底平放于地面，手自然放于身体两侧。左腿伸直与躯干成一直线并将臀部及背部缓慢抬离地面，至最高点处停留 5~15 s，再缓慢下降，使臀部、背部及腿部回到初始位置，然后换腿。注意臀部肌肉要收紧，抬离地面时腰部用力使身体停留在最高点。这套动作有助于增强腰部核心肌群的力量。

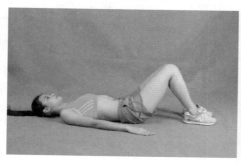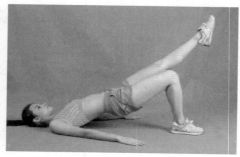

▼ 腰部动态训练 D ▼

取仰卧位，头部、背部、臀部紧贴地面，膝关节屈曲，使大腿、小腿呈90°角，足底平放于地面，手自然放于身体两侧。保持臀部和背部紧贴地面，双腿离地悬空做骑自行车动作，每组 15~20 次。这套动作有助于增强腰腹部肌群的力量。

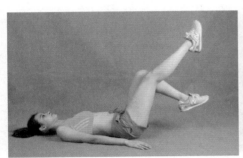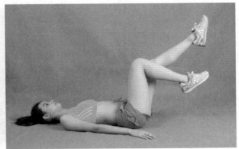

（二）腰部的拉伸训练

▼ 腰部拉伸训练 A ▼

取坐位，双腿盘坐，躯干部自然放松，手放松置于身前。吸气，保持下肢不动，双手向前伸至最大限度，感觉腰部有拉伸感，停留 2~5 s，呼气，缓慢恢复到初始位置。这套动作有助于伸展腰背肌群。

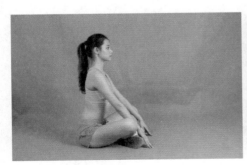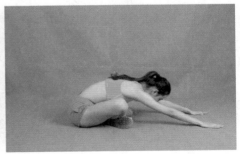

▼ 腰部拉伸训练 B ▼

　　取仰卧位，双手放松置于身体两侧，保持头部及背部紧贴地面，双腿向后上举，上举至与地面垂直时双手放在膝关节后方，双手可帮助大腿往胸前拉，直至大腿前部与胸部接触，停留 2 s，然后恢复到初始位置。注意这套动作腿部要尽量伸直，每组 15~20 次，每天 3 组。这套动作有助于拉伸腰背肌群。

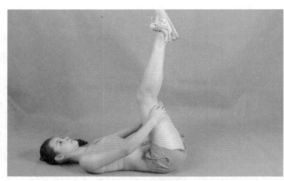

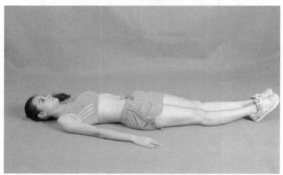

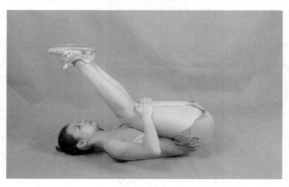

▼ **腰部拉伸训练 C** ▼

　　取坐位，双腿自然屈曲，双手自然下垂置于身体两侧，保持下肢不动，上半身向下弯曲至胸腹部与大腿紧贴，双手交叉握住脚腕后面，感觉腰部有牵拉感，停留 15~20 s。这套动作有助于拉伸腰部肌群。

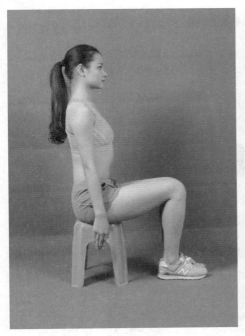
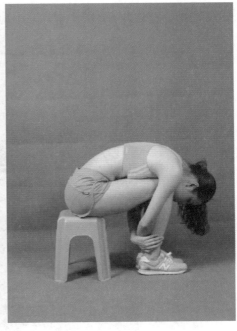

（三）腹部的动态训练

▼ **腹部动态训练 A** ▼

取仰卧位，平卧在床上或者运动垫上，双手自然置于身体两侧，手肘稍弯曲，保持上半身紧贴地面，双腿缓慢抬离地面，接着交替进行上下摆动。注意感觉腹部肌肉的收缩感，膝关节尽量不要弯曲。每组 15~20 次，每天或隔天 3 组。这套动作有助于增强腹部肌群的力量。

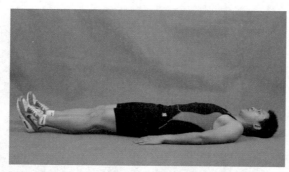

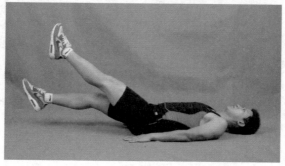

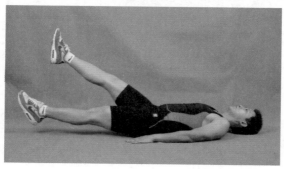

▼ 腹部动态训练 B ▼

取仰卧位，平躺在床上或者运动垫上，双腿伸直，双手自然放于身体两侧。吸气，抬高左腿至与地面垂直，同时用右手摸左脚脚尖，然后呼气，把左腿和右手缓缓放回起始位置，然后换成左手摸右脚脚尖。每组 15~20 次，每天或隔天 3 组，注意膝关节要尽量伸直。这套动作有助于增强腹部肌群的力量。

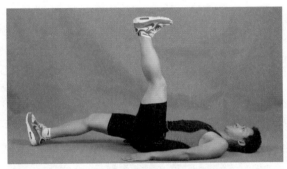

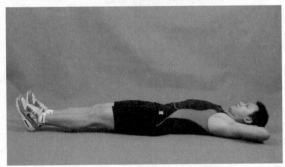

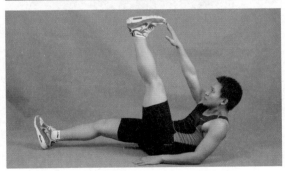

▼ 腹部动态训练 C ▼

　　取仰卧位，头部、背部及臀部紧贴地面或者训练垫，大腿与地面、大腿与小腿呈 90° 角，将小腿平放于板凳上，并将脚跟勾在板凳边缘，双手放置于胸部，将肩膀抬离地面，主动收缩腹部肌肉，使躯干往前卷向膝盖，在最高处停留 1 s，然后缓慢把身体放回起始位置。这套动作有助于增强腹部肌群的力量。

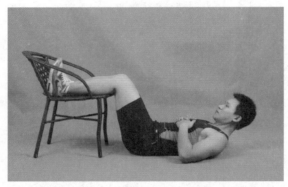

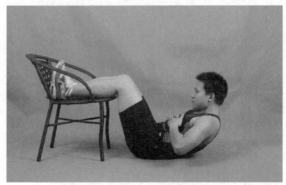

▼ 腹部动态训练 D ▼

取侧卧位，侧卧在床上或运动垫上，腿部伸直，与躯干部成 30° 夹角，左手自然放于身侧，右手放于枕后。腿部向侧上方抬起的同时身体用力向右侧卷，拉近右肘与大腿的距离，然后缓慢恢复到起始动作，做 10~15 次后换左侧。注意腿部尽量伸直。这套动作有助于增强侧腹的力量。

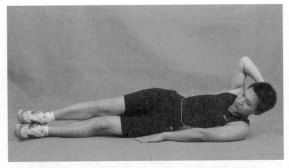

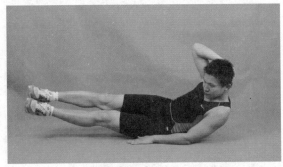

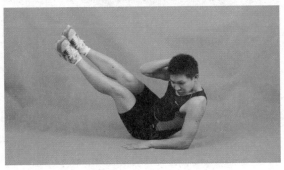

▼ 腹部动态训练 E ▼

　　双手置于肩关节的正下方，俯撑在运动垫或地上，用手和脚尖支撑身体，手肘微屈，颈部、背部、腰部、臀部和腿成一条直线。然后，用最快速度像原地登山跑一样交替提膝，膝盖尽量往胸部靠近。注意，抬腿时用的是腹部力量，腹部有收缩发力感，切忌臀部抬得过高。每组 15~20 次，每天或隔天 3 组。这套动作有助于增强腹部肌群的力量。

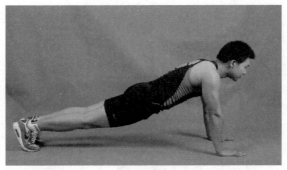

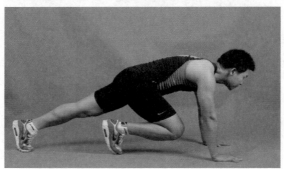

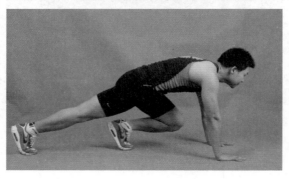

（四）腹部的拉伸训练

▼ **腹部拉伸训练 A** ▼

取仰卧位，平躺在运动垫上，双手上举与躯干成一条直线。保持腿部、臀部和上背部紧贴运动垫，腹部收紧，下背部稍离地面，感觉腹部肌肉的牵拉感，保持 2~5 s，再缓慢恢复到初始位置。每组 15~20 次，做 3 组。这套动作有助于腹部肌群的伸展。

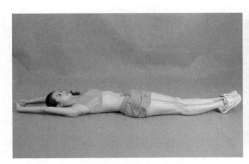
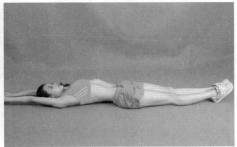

▼ **腹部拉伸训练 B** ▼

取俯卧位，以肘部支撑身体，大臂与小臂约呈 90° 角，头部自然放松，保持下肢及髋部紧贴地面，腰部、腹部用力后伸，同时头部稍向后伸，感觉腹部肌肉有牵拉感，保持 15~20 s，再缓慢恢复到初始位置。这套动作有助于腹部肌群的伸展和脊椎生理曲度的恢复。

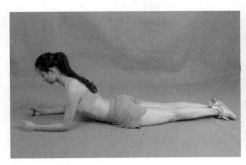
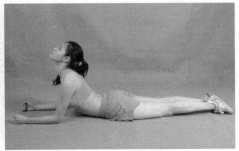

（五）腰腹部的静态训练

▼ 平板支撑训练 ▼

取俯卧位，双肘呈 90° 角，与脚尖一起支撑身体，后背、腰部及臀部在一条直线上，保持时间尽量长，注意要用力收紧腰腹部肌肉，不能塌腰和翘臀。这套动作有助于增强整个躯干肌的力量。

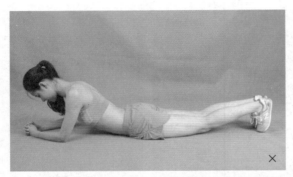

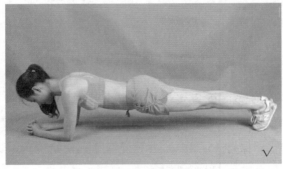

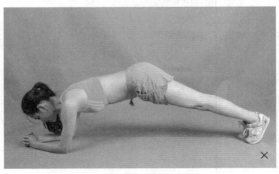

▼ 后伸支撑训练 ▼

　　用肘及小臂将身体撑起，腰腹部放松，保持这个姿势不动至少 30 s。如果时间长，感到腰部疼痛或双肘及肩部疼痛，可以先趴下休息，缓解后再撑。可根据自己的情况增加训练的时长。这个动作有助于腰椎生理曲度恢复正常，有腰椎滑脱者适宜进行训练。

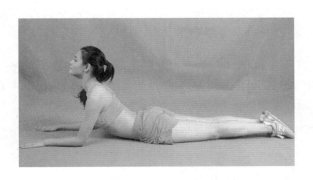

▼ 后伸支撑强化训练 ▼

　　双手于肩下将上半身推起，骨盆以下的下半身仍贴于地面，腰腹部肌肉放松，使腰部获得最大程度的后伸，至少保持 10 s。如果时间长，感到腰部疼痛或双肘及肩部疼痛，可以先趴下休息，缓解后再撑。可根据自己的情况增加训练的时长。这个动作有助于腰椎生理曲度恢复正常，有腰椎滑脱者适宜进行训练。

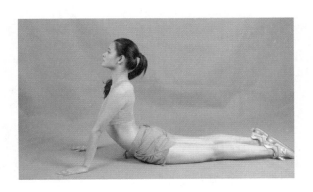

（六）注意事项

如果腰腹部没有疼痛等不适的话，主要进行的是增加腰腹部力量和柔韧性的锻炼，需要练习的主要项目是腰腹部的动态训练、腰腹部的静态训练、拉伸训练。

腰椎间盘突出的患者，如在急性期，炎症严重，以静养为主，疼痛缓解后可进行腰腹部的动态训练、后伸支撑训练；症状明显缓解后，建议进行腰腹部的动态训练和腰腹部的静态训练，以强化核心肌群为主，目的是保护腰椎。

腰肌劳损的患者，以拉伸训练和静态训练为主。

腰椎滑脱的患者要进行腰腹部的动态训练，特别是腹部肌群的训练，兼行平板支撑训练。

强直性脊柱炎患者，如果有腰部症状，要以平板支撑和后伸支撑训练为主。

腰椎退行性改变引起慢性腰痛的患者，如果有腰曲变直，以后伸支撑训练和腰腹部的动态训练为主，拉伸训练为辅；腰椎生理曲度正常的话，以平板支撑训练和腰腹部的动态训练为主，拉伸训练为辅。

八、骨盆

（一）骨盆的动态训练

▼ 骨盆动态训练 A ▼

取站立位，一腿向前、一腿向后呈弓箭步，腰部挺直，双手重叠置于伸直腿侧的骶髂关节处，保持下肢不动，双手向前推，使骨盆部前伸。每组15~20次，做3组。这套动作有助于后错位骶髂关节的复位，并可以增强骨盆周缘肌群的力量。

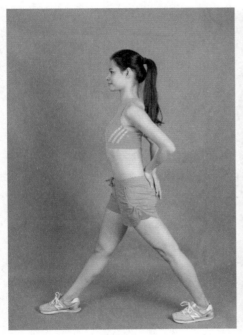
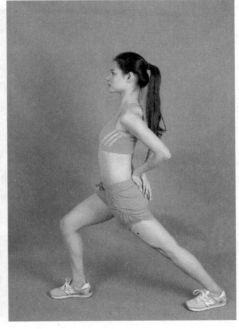

▼ **骨盆动态训练 B** ▼

取仰卧位，双腿屈曲，双手自然放于身侧，保持头部和背部紧贴地面，双腿同时向一侧摆动至最大角度，停留 2 s，然后回到初始位置，再向另一侧摆动。每组 15~20 次，做 3 组。这套动作有助于纠正紊乱的腰骶关节。

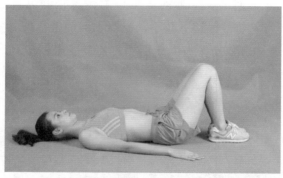

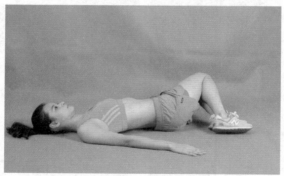

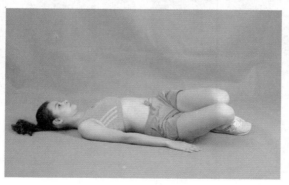

▼ 骨盆动态训练 C ▼

取右侧卧位，双腿并拢，右手自然伸直放于身侧，左手撑于地面以保持躯干部不动，左腿向上摆动至最大限度，停留 2~5 s，再缓慢回到初始位置，做完一侧后换另一侧做以上动作。每组 15~20 次，做 3 组。这套动作有助于增强骨盆外侧肌群的力量。

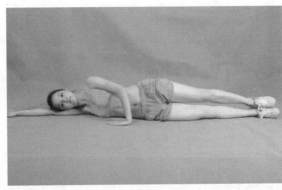

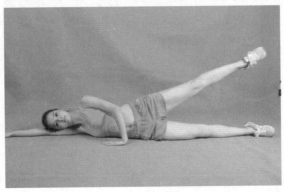

▼ 骨盆动态训练 D ▼

取仰卧位，双腿稍张开与肩同宽，屈膝，使大腿、小腿成90°，双手自然放于身侧，保持上背部紧贴地面，腰部、臀部肌肉收缩并抬高腰部，在动作顶点处停留10~15 s，再缓慢回到初始位置。每组15~20次，做3组。这套动作有助于增强骨盆后部肌群的力量。

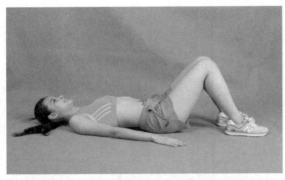

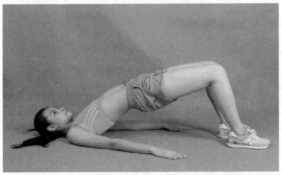

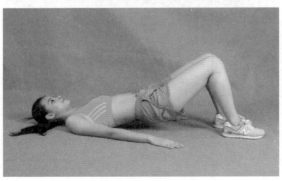

（二）骨盆的静态训练

请参考平板支撑训练。

（三）骨盆的拉伸训练

▼ **骨盆拉伸训练 A** ▼

右腿在前、左腿在后分开站立，双脚前后约两步距离，脚尖朝前，保持上半身不动，身体下蹲，右腿屈膝至90°，同时双手放于身前的右腿上以保持身体平衡，感受左侧髋部的牵拉感，停留2 s，然后回到初始位置，做15~20次后换腿。注意弯曲后的膝盖不能超越脚尖。这套动作有助于增强大腿前部和髋部的柔韧度。

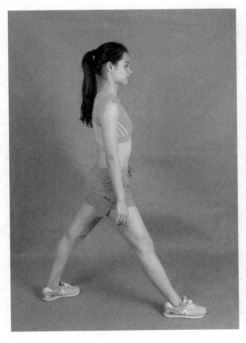
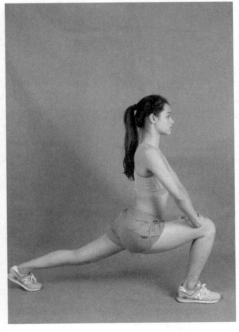

▼ 骨盆拉伸训练 B ▼

　　取坐位，脚掌相对，双手握住双脚，保持上半身不动，双腿向两侧分开至最大限度后，上半身往下压至最大限度，保持拉伸状态 15~20 s，再缓慢回到初始位置。这套动作有助于改善髋部肌群的柔韧度。

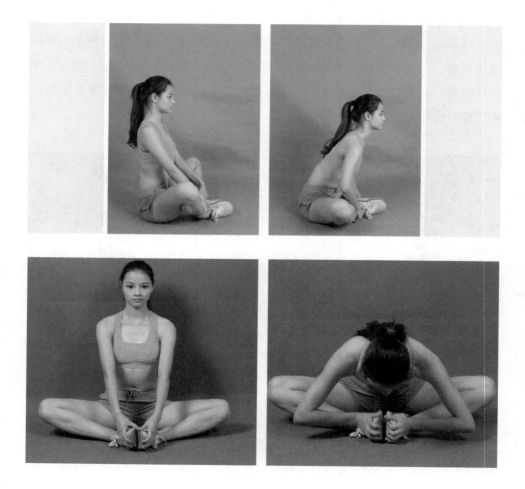

▼ 骨盆拉伸训练 C ▼

　　取坐位，双腿伸直，双手自然放于身体两侧，保持上半身不动，左脚屈曲放于右腿外侧，双手指交叉放于屈曲的左膝盖上，手用力把左腿拉向右侧，停留 15~20 s，然后换腿。这套动作有助于改善骨盆侧肌群的柔韧度。

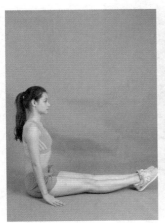
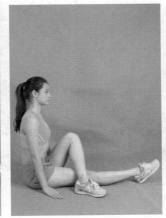
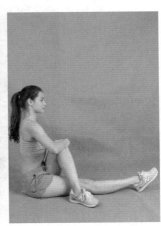

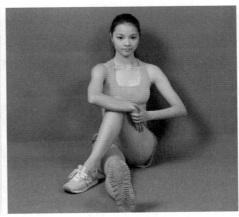

▼ **骨盆拉伸训练 D** ▼

取仰卧位，右腿伸直紧贴地面，保持背部及伸直的右腿不动，左腿微屈曲或伸直并抬起至最大限度，双手握住小腿向胸前拉，保持 15~20 s，然后换腿。注意上抬的腿尽量伸直。这套动作有助于改善骨盆后部肌群的柔韧性。

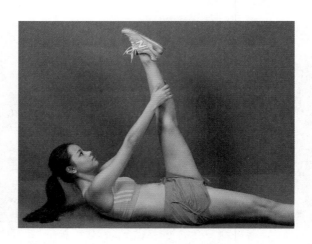

（四）注意事项

如果骨盆周缘没有疼痛等不适的话，主要进行的是增加核心肌群力量和柔韧性的锻炼，需要练习的主要项目是骨盆的动态训练、静态训练、拉伸训练。

如果腰椎间盘突出合并有腰骶痛，可以选择骨盆动态训练 A、骨盆动态训练 B、骨盆动态训练 D 和骨盆静态训练。

如果腰痛合并有下肢放射痛或单纯下肢放射痛，可以根据疼痛部位选择相应位置的拉伸；如果大腿外侧有牵拉痛，可行骨盆拉伸训练 C；如果大腿内侧有疼痛，可行骨盆拉伸训练 B。

九、髋关节

（一）髋关节的动态训练

▼ 髋关节动态训练 A ▼

    取站立位，双腿并拢，双手叉腰保持身体平衡，保持上半身不动，提起一侧大腿至与地面平行，大腿、小腿的夹角为 90°，然后保持大腿与地面平行向外侧旋转至最大限度，再向后伸展至最大限度，以上 3 个动作均停留 2 s，最后缓慢回到初始位置。这套动作有助于增强髋关节周缘肌群的力量。

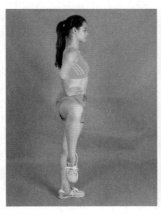
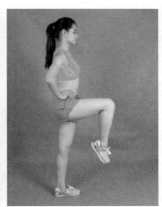
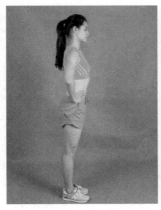
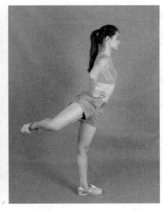

▼ 髋关节动态训练 B ▼

　　跪在运动垫上或者地面上，双手置于肩下支撑身体，腰部挺直。保持躯干不动，以左手和右膝支撑身体，右手前平举，左腿后伸，使右手、背部及左腿在同一条直线上，停留 15~20 s，然后换另一侧。这套动作有助于增强髋关节后部肌群的力量。

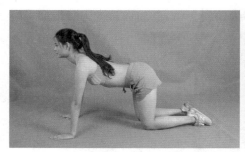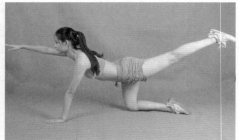

▼ 髋关节动态训练 C ▼

　　取站立位，双腿稍张开与肩同宽，双手前平举，保持上半身不动，屈膝至大腿与地面平行，停留 2~5 s，然后缓慢回到初始位置。注意下蹲时膝关节不能超过脚尖。这套动作有助于增强下肢肌群、臀部肌群的力量。

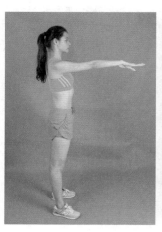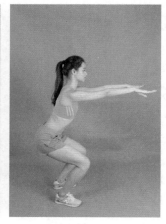

（二）髋关节的静态训练

请参考平板支撑训练。

（三）髋关节的拉伸

请参考骨盆拉伸训练。

（四）注意事项

如果髋关节周缘没有疼痛等不适的话，主要进行的是增加核心肌群力量和柔韧性的锻炼，需要练习的主要项目是髋关节动态训练、静态训练、拉伸训练。

如果髋关节周缘有疼痛，是关节内因素引起的，不宜进行训练；是关节外因素引起的，则可以进行相关部位的拉伸训练。

髋关节有弹响，如果是关节内因素引起的，不宜进行训练；如果是关节外因素引起的，则可以进行相关部位的拉伸训练。

十、膝关节

（一）膝关节的动态训练

▼ 膝关节动态训练 A ▼

取站立位，双手置于髋部，左腿向后退一步，保持右脚和膝部在一条直线上，右膝缓缓屈曲，直到大腿与地面平行，注意右膝屈曲后膝盖不能超出脚尖，保持这个姿势 2 s，然后缓慢上升至初始姿势，做 15~20 次后换腿。这套动作主要增强股四头肌的力量。

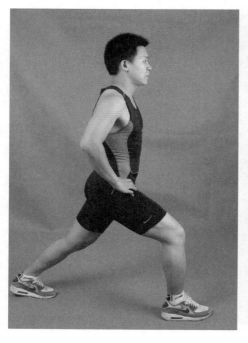
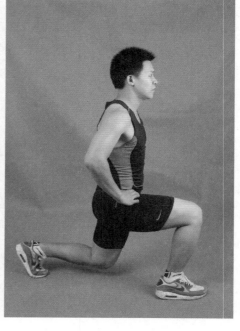

▼ 膝关节动态训练 B ▼

取坐位，可在脚踝上绑一沙袋，刚开始练习时重量宜轻，待适应后逐渐增加重量。先坐在椅子上，双腿正常弯曲，后缓缓伸直并抬高绑上沙袋的小腿，至与地面差不多平行，停留 2~5 s 后缓缓回到初始位置，做 15~20 次后换腿。这套动作主要增强股四头肌的力量。

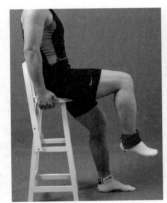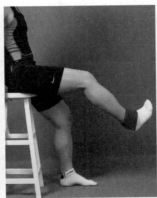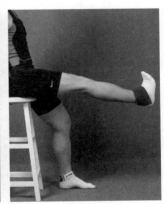

▼ 膝关节动态训练 C ▼

取俯卧位，可在脚踝上绑一沙袋，刚开始练习时重量宜轻，待适应后逐渐增加重量。先俯卧在训练垫上，双腿放平，后缓缓屈曲绑上沙袋的小腿，屈至大腿与小腿垂直，停留 2~5 s 后缓缓回到初始位置，做 15~20 次后换腿。这套动作主要增强股二头肌的力量。

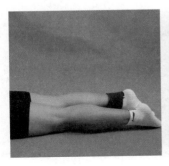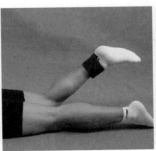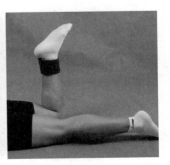

（二）膝关节的静态训练

▼ 膝关节静态训练 A ▼

背部靠墙，双脚位于身前 45~60 cm 处，慢慢地弯曲膝关节至小于 90° 角，保持膝盖不超过脚尖，保持这个姿势直至感觉大腿酸软后缓慢伸直膝盖。如果想锻炼大腿内侧的肌肉，可以在膝盖之间夹一个球或者纸。这套动作主要增强股四头肌的力量。

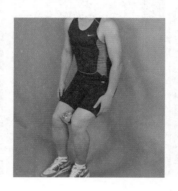

▼ 膝关节静态训练 B ▼

平躺在运动垫上，两腿伸直，手自然放在身体的两侧。每次练习一条腿的股四头肌。绷紧（收缩）大腿上方的肌肉（股四头肌），同时尽量伸直膝关节，使大腿的后侧尽可能地贴近运动垫，保持 5 s 后放松，休息 5 s。每条腿重复练习 10 次。这套动作主要增强股四头肌的力量。

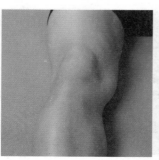 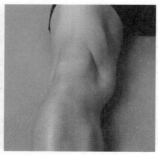

▼ 膝关节静态训练 C ▼

取坐位，屈膝使大腿、小腿成 90° 角，腰部挺直，双手置于身后以支撑身体，指尖方向与脚尖方向相反，将直径 15 cm 的筒状物夹于双膝之间，膝盖向内用力维持 10 s 后放松，做 10~15 次。这套动作主要增强大腿内侧肌肉的力量。

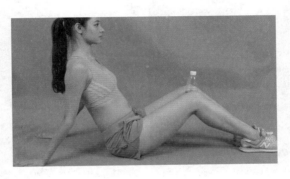

（三）膝关节的拉伸训练

▼ 膝关节拉伸训练 A ▼

取站立位，头部保持向前，身体保持正直，右脚向后弯曲，保持膝盖向下，右手抓住脚踝并用力向后上方拉，另一手臂保持身体平衡，保持 30~40 s 后换腿。这套动作主要拉伸股四头肌的肌群。

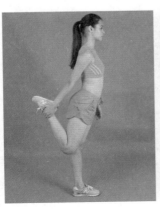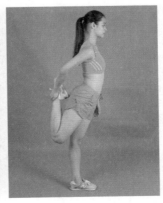

▼ **膝关节拉伸训练 B** ▼

　　取站立位，面前放一木凳，高度大约 40 cm，把右脚跟放在木凳上，双手尽力向前伸展，以手指触碰到右脚脚尖为佳，感觉大腿后部肌肉的牵拉感，保持 30~40 s 后换另一侧。这套动作主要拉伸膝关节后侧的肌群。

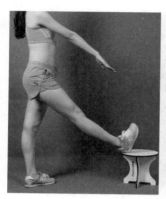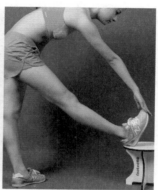

▼ **膝关节拉伸训练 C** ▼

　　取站立位，找一横杆或者椅子，高度大概平腰部，柔韧性稍差的人可以选择稍低一点的横杆或椅子。将右脚放在横杆或椅子上，上半身缓缓前倾至最大限度，以手指触碰到右脚脚尖为佳，感觉右腿后侧的牵拉感，保持 30~40 s 后换另一侧。这套动作主要拉伸膝关节后侧的肌群。

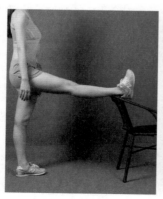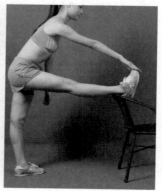

▼ 膝关节拉伸训练 D ▼

取俯卧位，右脚屈曲，双手往后抓住右脚的脚踝，缓慢地往后拉，直到大腿前侧有牵拉感，保持 30~40 s 后换另一侧，也可以同时拉伸两脚。这套动作主要拉伸股四头肌。

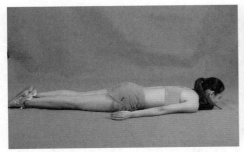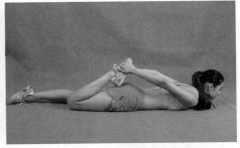

（四）注意事项

如果膝关节没有疼痛等不适的话，主要进行的是增强膝关节稳定性和柔韧性的锻炼，需要练习的主要项目是膝关节的动态训练、静态训练、拉伸训练。

膝关节有疼痛，如果是肌腱炎引起的，建议行相应部位的拉伸。如膝关节前区疼痛，与股四头肌肌腱炎相关，可行膝关节拉伸训练 A、膝关节拉伸训练 D；如果膝关节后区疼痛，与腘绳肌痉挛、发炎有关，可行膝关节拉伸训练 B、膝关节拉伸训练 C。

如果膝关节半月板损伤，股四头肌没有萎缩，只有酸痛或疼痛，建议行疼痛部位的拉伸训练；如果合并有股四头肌萎缩，除了要行拉伸训练，还要进行膝关节的动态训练、静态训练。膝关节退行性关节炎的训练请参考半月板损伤的训练。

十一、踝关节

（一）踝关节的动态训练

▼ 踝关节动态训练 A ▼

取坐位，以双手支撑身体，一腿屈膝，另一腿伸直紧贴地面，伸直的那条腿先用力绷脚尖（即跖屈），停留 2 s，然后做踝关节背屈至最大限度，停留 2 s，这样为 1 次，做 15~20 次后换另一侧，共做 3 组。这套动作有助于改善踝关节的活动度和增强小腿三头肌的力量。

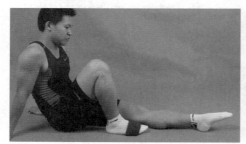 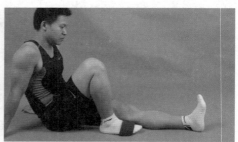

▼ 踝关节动态训练 B ▼

取坐位，以双手支撑身体，一腿屈膝，另一腿伸直紧贴地面，并在脚踝前绑一沙袋，刚开始练习时重量宜轻，适应后可逐渐增加重量。绑上沙袋的那条腿先用力做跖屈至最大限度，停留 2 s，然后缓慢回到初始位置。每组 15~20 次，做 3 组。这套动作主要是增强胫骨前肌的力量。

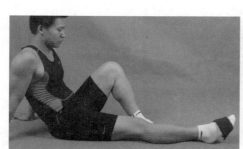 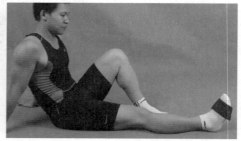

▼ 踝关节动态训练 C ▼

取站立位，单脚离地，双手保持身体平衡，保持躯干及腿部不动，用力踮脚尖至最大限度，保持 2 s，然后缓慢回到初始动作，做 15~20 次后换另一侧，共做 3 组。这套动作主要是增强小腿三头肌的力量。

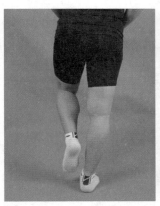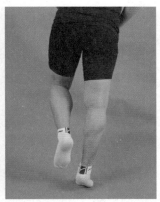

（二）踝关节的静态训练

取坐位，一腿屈膝保持身体平衡，双手用手巾套于另一伸直的腿的足部前 1/3 处用力向后拉，使踝关节成背屈状态，然后用力做跖屈至最大力度，此时双手应用力拉手巾与之对抗，保持 15~20 s，然后缓慢回到初始位置，做完一侧换另一侧。这套动作可以增强踝关节的稳定性。

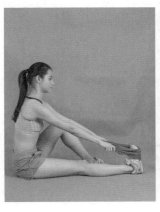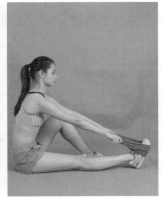

（三）踝关节的拉伸训练

▼ **踝关节拉伸训练 A** ▼

　　取站立位，找一楼梯，一脚的前 1/3 踩在楼梯前端，以双手及单脚保持身体平衡，踩在楼梯上的脚以脚踝为支点用力往下踩，使踝关节背屈至最大限度，感觉胫骨前及小腿后有牵拉感，保持 15~20 s，缓慢回到初始位置，然后换脚。这套动作主要是拉伸小腿三头肌，改善踝关节屈曲的角度。

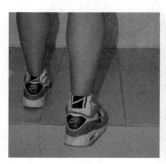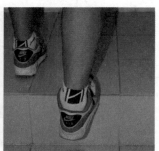

▼ **踝关节拉伸训练 B** ▼

　　取站立位，找一墙面，以一脚脚跟着地、脚的前 1/3 踩在墙面上，保持躯干及腿部不动，踩在墙上的脚以脚踝为支点用力踩向墙面，使踝关节背屈至最大限度，感觉小腿后有牵拉感，保持 15~20 s，缓慢回到初始位置，然后换脚。这套动作主要是拉伸小腿三头肌，改善踝关节屈曲的角度。

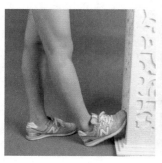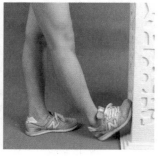

▼ 踝关节拉伸训练 C ▼

取站立位，一腿在前弯曲、一腿在后伸直呈弓箭步，双手放于前腿膝盖上以保持平衡，后腿脚跟着地，保持躯干不动，身体前倾使后腿踝关节背屈下压，保持 15~20 s，回到初始位置，然后换脚。这套动作主要是拉伸小腿三头肌，改善踝关节屈曲的角度。

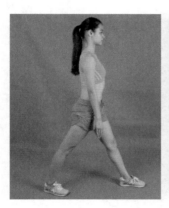 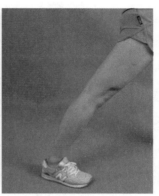

▼ 踝关节拉伸训练 D ▼

取站立位，右脚放于左足左侧呈交叉腿状，双手叉腰以保持身体平衡，右足背用力下压，使右脚背贴近地面，感觉小腿前部有牵拉感，持续 15~20 s，回到初始位置，然后换脚。这套动作主要是拉伸胫骨前肌，改善踝关节伸展的角度。

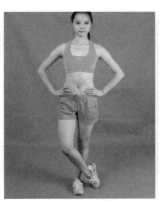 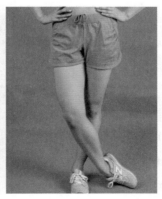

▼ 踝关节拉伸训练E ▼

取跪坐位，双足背、小腿前面紧贴地面，身体放松，双手自然放于身体后方，指尖朝向前面，然后臀部后靠，使大腿与小腿紧贴，身体稍向后倾，双手在后做支撑，保持15~20 s，然后缓慢回到初始位置。这套动作主要是拉伸股四头肌、胫骨前肌，改善踝关节伸展的角度。

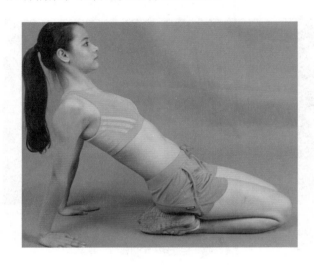

（四）注意事项

如果踝关节没有疼痛等不适的话，主要进行的是增强踝关节稳定性的力量锻炼和增加踝关节周缘肌群柔韧性的锻炼，需要练习的主要项目是踝关节动态训练、静态训练、拉伸训练。

因各种原因引起的踝关节活动度减少，建议行相应部位的拉伸。如踝关节伸展角度减小，可行踝关节拉伸训练D、踝关节拉伸训练E；如踝关节屈曲角度减小，与腘绳肌痉挛、发炎有关，可行踝关节拉伸训练A、踝关节拉伸训练B、踝关节拉伸训练C。

如果踝关节损伤后有韧带松弛，导致踝关节不稳，经常出现踝关节扭伤，这样的患者主要进行的是动态训练和静态训练，以增强踝关节周缘肌肉的力量，保持踝关节的稳定性。

十二、足部

（一）足部的动态训练

▼ 足部动态训练 A ▼

只需准备一块毛巾和塑料瓶，就能做强化足底的体操。通过用单脚的 5 根脚趾将毛巾牢牢抓住、提起再放开的简单动作，能够使足底的 4 块重要的肌肉得到充分锻炼。

第一步："抓"。脚后跟紧贴地面，用 5 根脚趾抓住毛巾，保持 5 s。

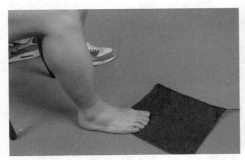 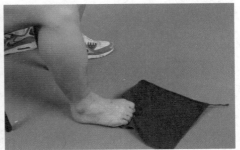

第二部："提"。用 5 根脚趾将毛巾向上方提起，保持 5 s。

第三步："放"。脚趾放开毛巾，保持脚趾放开状态 5 s。这三步每组 10 次，做 3 组。

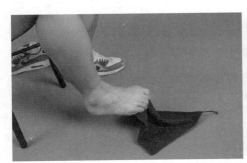 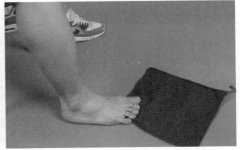

强化训练：取坐位，坐在足底能够贴合地面高度的椅子上，铺好毛巾，毛巾上方放置 1 kg 重的哑铃。脚后跟紧贴地面，用 5 根脚趾抓住毛巾，向上方提起，将毛巾从压着的哑铃下拽出，只留一个小角被压住即可，保持 5 s 后放开。

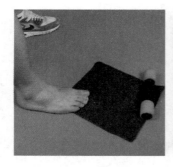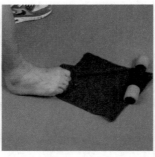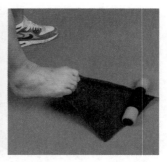
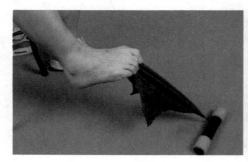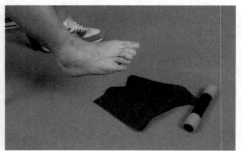

　　每个动作都要认真做，两只脚都要做到，先从 10 次开始，目标是能做到 3 个 10 次。2 周以内，如果能够按照这一次数的要求认真坚持，足底的拱形就会增高，变形的趾骨也会重新排列整齐，你能够感受到扁平足得到改善。强化训练，可以从 1 kg 开始，目标是哑铃重量加至 2~3 kg 也能够做到。这个训练很困难吗？足底接触沙地来回跑动的沙滩排球选手能够做到 7~8 kg，说明人的足底具备相当大的柔软性和收缩力。

▼ 足部动态训练 B ▼

找一圆柱体（大概半径 8 cm，高 12 cm）置于足弓部，足底用一定力度下踩，下踩力度保持恒定的情况下足部在圆柱体上前后滚动。每组 10 次，每天 3 组。

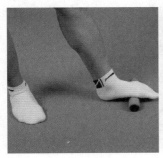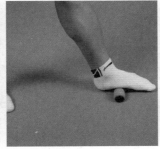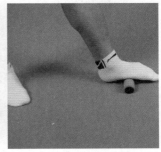

（二）足部的拉伸训练

取坐位，右腿伸直，左腿屈膝，使大腿、小腿大约成 90° 角，右手置于身后以保持平衡。左踝关节背屈至最大角度后，再用左手拉着足部的前 1/3 处，用适当力度向背侧牵拉 15~20 s，以足底有牵拉感为宜。

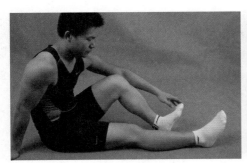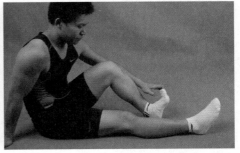

（三）足底的自我按摩疗法

用力张开脚趾，用手按摩足底和脚后跟后再进行足部的动态训练，左脚、右脚均需进行。

如因血液循环不良引起足底发麻时不要摩擦皮肤。

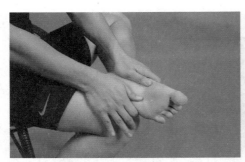 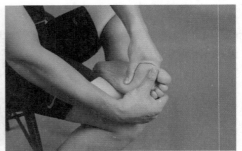

（四）注意事项

如果足底没有疼痛等不适的话，主要进行的是增加足底周缘肌群、筋膜柔韧性的锻炼，需要练习的主要项目是动态训练 B、足部拉伸、足底自我按摩。

如果有扁平足，则要进行动态训练 A、足部的拉伸训练、足底的自我按摩。

如果有跟痛症，则要进行动态训练 B、足部的拉伸训练、足底的自我按摩。

十三、呼吸

（一）腹式呼吸

腹式呼吸又叫"横膈呼吸"。横膈是把肺和腹腔器官分开的强有力的膜状肌，吸气时横膈运动越向下，吸入肺的空气就越多。

姿势　以自我感觉最舒服的坐姿坐定（仰卧亦可），腰背挺直，脊柱向上拔高。刚开始练习时，可以一手放在肚脐下方小腹的位置，来帮助感受呼吸时腹部的收缩，一手放在鼻子的下方帮助感受气体的呼出。

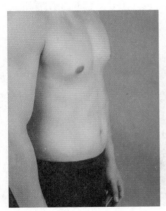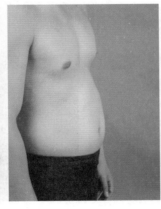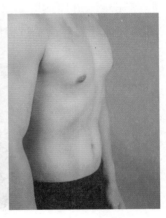

步骤　先随着呼气把腹部收紧，然后深深吸气，手随腹部隆起而上升，注意胸部不要扩张，再缓缓呼气，腹部向脊柱方向用力收紧，于是最大量的气体将从肺部交换出来。

要领　最好把腹部想象成一个气球，吸气是在向气球里吹气，所以吸气时腹部隆起；呼气是把气球里的气放出来，所以呼气时腹部凹下。

功效　腹部是气血交汇的场所，经常做腹式呼吸可以促进全身的气血循环。平时我们的浅呼吸都不能到达肺底，而腹式呼吸可通过按摩腹部内脏，帮助把肺底的废气排出来。

说明　练习腹式呼吸时，不要活动胸廓和肩膀。腹式呼吸和胸式呼吸的不同点在于，胸式呼吸主要是针对心理的，它的起伏主要是在胸部，而腹式呼吸主要是针对生理的，它的起伏主要是在腹部。

（二）完全瑜伽呼吸

完全瑜伽呼吸是瑜伽体系的一大基石，它教给练习者正确的自然调息法。一定要把完全瑜伽呼吸融入日常生活，使之成为一种习惯。假以时日，练习者就会感受到身体发生的奇妙变化。

姿势　采用一种放松的坐姿、卧姿或站姿，宽衣松带，脊柱和头部保持垂直于地面，双臂自然下垂或放在腿上，全身放松。

步骤

1. 呼气阶段：开始时缓慢呼气，用收缩腹部的方法把气体赶出腹腔，当腹腔完全凹进体内时，开始缓慢地收缩肋骨，将体内剩余的气体赶出胸腔，直到气体呼完。这个过程约 5 s。

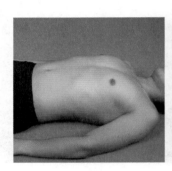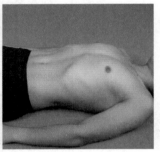

要点和提示：完全瑜伽呼吸同一般调息法的区别在于先呼后吸，先让肺变空。其精髓在于横膈的运动。呼气时一定要专心致志，节奏均匀地慢慢向小腹施力。腹部受压会逐渐向内收紧，直到有肚皮几乎贴到背部的感觉，这样才能最大限度对内脏进行按摩，促进内脏的血液循环。

2. 屏息阶段：在腹腔和胸腔完全凹陷时停止呼吸，保持 2~3 s。

要点和提示：在屏息过程中，腰背应挺直，同时保持敏锐的感觉。如果感觉屏息给大脑、神经和身体带来了紧张的感觉，就应该立即做出调整，否则神经系统会出现异常。

3. 吸气阶段：与呼气完全相反，先放松肋骨，让气体缓慢充满胸腔，最大限度地扩张胸廓，然后轻轻吸气，缓慢放松腹部，使腹部渐渐隆起。这个过程约 5 s。至此为一组完全瑜伽呼吸。

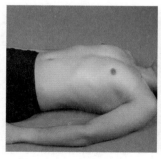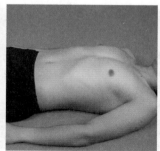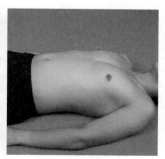

要点和提示：吸气时，肩膀不要用力，上半身尽量放松，整个感觉是下实上虚。若肩膀用力，则会不由自主地向上半身施力，力量就不会作用于真正用力的下腹部。

功效　完全瑜伽呼吸排出的二氧化碳是普通调息法的 3 倍以上，这种方法可使新鲜空气（瑜伽称为"普拉娜"——生命的能量）按照所排出的二氧化碳量被吸入体内。在吸气的过程中，横膈会下降，内脏从挤压的状态中恢复原状，从心脏输送出的新鲜血液会充分进入内脏。这就能给大脑和内脏补充更多氧气，增强消化系统和内脏的功能，提高人体免疫力，改善生命活力和思维能力，使人不容易焦虑和紧张，对培养专注力有很好的效果。此外，这种调息法能消除肌肉、内脏的疲劳，对剧烈运动后的自主神经系统紊乱、内分泌不正常等应激状态具有平息作用，为肌肉输送更多的营养和氧气，有利于人体的健康。

说明　在练习时要注意调整呼气、屏息、吸气的时间，特别要掌握好屏息的时间。练习一段时间之后，可以适当延长这三者的时间。瑜伽将屏息分为两种，即呼气后的屏息（外悬息）和吸气后的屏息（内悬息），完全瑜伽呼吸采用的是外悬息。屏息的目的是使神经系统恢复活力，所以必须在脑松弛的状态下进行，如果在屏息的过程中眼睛发红、身体懒倦、心情焦躁，这些都是危险的信号，说明屏息做得过度了。如果在练习中只是头顶微微出汗的话，不要担心，这说明身体内的毒素正慢慢被排出体外，身体得到了净化，是一个好兆头。

十四、盆底肌

盆底肌的训练由始至终强调的是腹式呼吸的配合，在训练过程中通过纠正姿势、调整呼吸，能够使各种各样因为盆底肌功能障碍的问题得到解决。

（一）吸气提肛法

此训练男女均可。先腹式呼吸 9 次，腹式呼吸即吸气时腹部隆起，呼气时腹部凹下。呼吸要缓慢均匀，不宜用力过度。然后采用逆腹式呼吸 9 次，即吸气时腹部凹下，呼气时腹部隆起，与腹式呼吸相反。

肛门的收缩应与吸气同步，吸气时慢慢提肛，吸气结束后闭住气，则提肛也保持提住不动。呼气时随之放松肛门。收缩肛门时，也可同时收缩会阴，但初练时，不可过多收缩两阴，以免引起阴道肌肉痉挛。

这个训练至少应做 18 次。

（二）侧卧式锻炼法

通过伸展背肌使内侧肌肉得到活动，还可提升会阴的收缩力。因为全身处于放松状态，容易将注意力集中在会阴。侧卧时，下颌略微向后收，背肌保持笔直，这很重要，这样有助于内侧肌肉处于易于活动的状态。大腿和后背的夹角应该是小于 90° 的锐角。

侧卧，右肩在下横卧，右臂伸直展开以保持身体稳定，挺直伸展背肌，将位于上侧的左腿弯曲，使髋关节呈锐角（无法保持稳定的人也可以双腿弯曲）。然后练习吸气提肛法。做完一侧换另一侧。

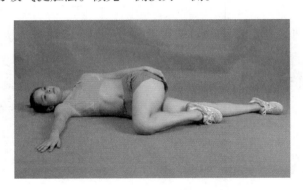

（三）侧卧扶墙式锻炼法

姿势同侧卧式锻炼法，不同在于伸展左臂，使之与右臂垂直，左手手掌紧贴墙壁，在提肛收缩会阴的同时推墙壁。做完一侧做另一侧。这套动作可以强化内侧肌肉，提升会阴的收缩力。

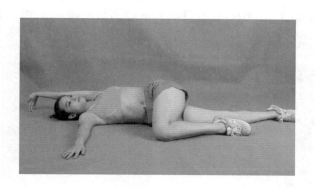

（四）靠墙站立式锻炼法

此法除了能锻炼盆底肌外，还有舒缓后背和腰部的效果。

将手掌大小的球夹在墙壁和后背之间，双足微分站立于略微离开墙壁的位置。将体重压在球上，用后背转球，同时进行吸气提肛法。注意腰部不要弯曲。

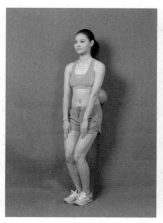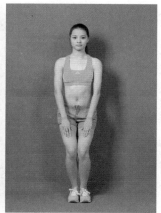

（五）站立伸展式锻炼法

通过伸展体侧向上牵引上身，使内侧肌肉易于活动，在站姿下也容易收缩会阴。掌握要领后，在平时需要站立等候时也可以进行会阴锻炼。

单手上举，分开与肩同宽，挺直腰背，放松右肘上举右手，左手叉在腰间，然后收缩肛门和会阴，在呼气的同时将右臂略微向左侧。做完一侧做另一侧。

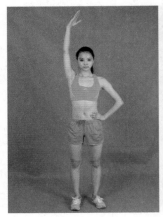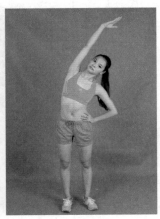